发热门诊护理
工作手册

主　审　袁玉峰

主　编　孙慧敏　朱红珍

副主编　肖艳玲　孙　翔　张其红

编　委（按姓氏笔画排序）

王　城　王　莹　王　蓓　毛红波　田　钰　冯毕龙
冯　玲　朱小平　朱红珍　朱静静　刘培妮　许　立
阮　愿　孙　翔　孙慧敏　杨　剑　肖艳玲　吴正奇
吴松杰　吴　昊　张永喜　张华卿　张　弛　张其红
张春华　陈小艳　陈　宏　陈春英　周　俊　周俊辉
周桂菊　定　薇　胡　芬　胡　慧　黄玉娥　黄桂玲
曹　清　曹　锐　梁　科　程晓琳　程　樊　曾纪丽
熊　勇

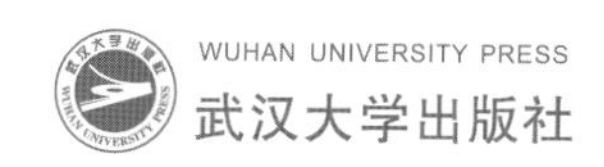
WUHAN UNIVERSITY PRESS
武汉大学出版社

图书在版编目(CIP)数据

发热门诊护理工作手册/孙慧敏,朱红珍主编.—武汉:武汉大学出版社,2021.9(2022.7 重印)
ISBN 978-7-307-22186-4

Ⅰ.发… Ⅱ.①孙… ②朱… Ⅲ.发热—门诊—护理—手册 Ⅳ.R473.5-62

中国版本图书馆 CIP 数据核字(2021)第 047283 号

责任编辑:胡　艳　　责任校对:汪欣怡　　版式设计:韩闻锦

出版发行:**武汉大学出版社**　(430072　武昌　珞珈山)
(电子邮箱:cbs22@ whu.edu.cn 网址:www.wdp.com.cn)
印刷:武汉邮科印务有限公司
开本:720×1000　1/16　印张:9.25　字数:118 千字　插页:1
版次:2021 年 9 月第 1 版　2022 年 7 月第 2 次印刷
ISBN 978-7-307-22186-4　定价:38.00 元

前　言

新冠肺炎疫情是全人类面临的重大挑战，是第二次世界大战以来最严重的全球公共卫生突发事件。发热门诊作为新冠肺炎疫情的“前哨点”，起着至关重要的作用。虽然2003年SARS疫情过后，发热门诊在各地均有建立，但在运行管理方面仍有待加强。通过此次疫情，我们发现，应对不明原因新发的、突发的群体公共卫生事件时，首要任务是竭尽全力救治患者，同时保护医护人员的人身安全。因此，本书的编写意在为发热门诊的运行与管理提供来自前期疫情期间积累的工作实战经验，同时结合现阶段的运行以及长远的预期，做到平战结合。本书的编写主要参考了《武汉市应对秋冬季新冠肺炎疫情反复预案》中预检分诊、发热门诊设置标准，参考了《医疗机构门急诊医院感染管理规范》（WST591—2018）中医院感染管理制度以及《应对秋冬季新冠肺炎疫情医疗救治工作方案》（联防联控机制医疗发〔2020〕276号）中医务人员个人防护指引、清洁与消毒指引、医务人员职业暴露处置指引等。科学的环境布局与流程是有效防控的基础，结合目前对发热门诊的定位、运行模式、防控要求等实际情况，本书创新性地整理并提出发热门诊的布局改造与医院感染防控设计理念。在管理组织构架上，本书提出发热门诊感控工作的管理体系。在符合发热门诊基本构架的基础上，本书创造性地制定了具有实际可操作性的相关制度与流程。在人员组织架构与培训方面，结合公共卫生事件的防控特点、院感要求及急危重症患者的救治特色，建立平战结合的培训方式，旨在培养一支“来之能战，战之能胜”的精英部队。书中介绍了多种创新性的工作模式及流程，包括各岗位职责、工作流程、工作指引、应急处置流程、交接班、耗材物资管理、院感管理及护理书写相关规范等，旨在为发热门诊管理工作及患者安全提供有效的保障。

本书的研究成果适用于各医院的发热门诊。武汉大学中南医院在新冠肺炎疫情初期，最早启动发热门诊，完全按照国家、省卫健委及防控指挥中心的要求，从布局、设施、通道到人员、物资、流程等都已通过各上级部门的验收，且武汉大学中南医院在此次疫情中积累了大量宝贵的经验，可供其他医院借鉴。本书中的内容虽主要是针对新冠肺炎，但亦适用于其他公共卫生事件，如霍乱、腹泻等疫情的防控。

为防止秋冬季新冠肺炎疫情及其他传染性疾病的反弹，我们构建了科学、合理的平战结合护理工作体系，将护理工作的标准化、流程规范化，旨在为各级医院发热门诊护理工作提供管理思路。由于本书编写时间仓促，若有不当之处，还请专家、读者批评指正。

希望此次疫情能让我们获得足够的智慧和警觉，使我们医护工作者成为民众健康的真正守护者。愿在病毒与人类的战争中，我们取得最终的胜利！

编　者

2020 年 5 月

目　录

第一章　发热门诊防控改造设计概述

第一节　发热门诊感染防控改造设计原则

一、发热门诊的选址

发热门诊设置在医院内独立的区域，与普通门（急）诊相隔离，出入口与普通门（急）诊分开，医院门诊和主要楼宇外设立醒目的发热门诊标志、位置、行走路线等，避免发热患者与其他患者相交叉。

二、发热门诊感染防控设计理念

武汉大学中南医院的发热门诊是在应对疫情期间进行临时改建而成的，其改造方案对其他医院的发热门诊流程再造有一定的借鉴意义。发热门诊感染防控设计主体思想为：医护、患者、清洁物品路线明确，洁、污分流，互不交叉，同时平战结合。两大功能区域包括医疗隔离区、医护生活区。从发热门诊大门专有通道进入，设有方舱 CT、方舱核酸采集点，到达发热门诊门口，左手边有候诊区、输液室、治疗室。进入门诊大厅，左手边设有预检分诊区，有挂号室及药房，左手边第一个房间为特殊诊室（看诊疑似或确诊新冠肺炎患者），特殊诊室前方有一个采血室，门诊大厅右转为两个诊室、留观治疗室、留观室（平时 3 间、战时 5 间）、留观室内走廊、一脱区、二脱区、缓冲区。从医护出入口进出，设有：值班室、库房、办公室、穿个人防护装备（personal protective equipment，PPE）房间、缓冲区。另外，污物处置间设置在单独区域。在现有发热门诊空间有限的条件下，方舱 CT 及方舱核酸采集点可以解决辅助用房缺少的困难。

第二节　发热门诊改造布局流程

一、发热门诊基本设置要求

（一）感染防控布局

发热门诊的布局完全符合“三区两通道”设计。严格分为清洁通道及污物通道，患者和医务人员出入口严格分开，清洁物品和污染物品出入口严格区分。清洁通道主要用于医护、保洁、维修人员进出，清洁物资、清洗消毒后的被服和消毒后物品的传送等。污染通道主要用于患者通行、医疗废物转运、标本转运等。清洁通道和污物通道禁止逆行，从清洁区进入污染区时，必须穿戴 PPE，按照指定路线从事活动；从污染区进入清洁区时，必须经过 PPE 脱卸，手卫生通过后方可进入潜在污染区和清洁区。发热门诊的通风系统独立于其他楼层。

（二）空间布局

1. 患者挂号、就诊、登记、检查、取药、输液等治疗均在发热门诊区域内部完成，设有候诊区、诊室、登记室、治疗室、污物处置室、卫生间、医务人员更衣室、隔离留观病区（房）等功能用房和区域。

2. 发热门诊有患者专用通道和医务人员专用通道，各通道设有醒目标志。

3. 发热门诊一般按照三区划分设置，相互无交叉，并有醒目标志。

（1）清洁区设有医务人员出入口、医务人员更衣休息室、医务人员专用卫生间、淋浴间、清洁库房等。

（2）潜在污染区（或称缓冲区）分存放及穿戴防护用品区、脱卸防护用品区及摆放使用后防护用品区。靠近清洁区的为存放及穿戴防护用品，接近污染区的为脱卸防护用品及摆放使用过的防护用品，将洁、污分开。在穿脱防护用品的地方分别设置穿衣镜。

（3）污染区设有患者专用出入口、候诊区、诊室（普通诊室 2 间、特殊诊室 1 间）、治疗室、采样室、卫生间、隔离留观室（5 间）、污物处置室。

4. 隔离留观室标志明显，单人单间设置，内设独立卫生间及洗手设施，通风良好，在隔离留观室入口处设置缓冲区。

二、人员配备

配备具有临床经验、经过传染病知识培训的医务人员，掌握相关疾病特点、诊断标准、治疗原则和防护知识。根据疫情发展动态与所承担任务，弹性配置医务人员。目前武汉大学中南医院在平时状态配备 8 名高年资医师、13 名护士，同时配备 2 名工勤人员，在医务人员指导下完成发热门诊的清洁与消毒工作。

三、设施设备配置

（一）基本设备

发热门诊配备诊疗设备、供氧设施、检验检查设备、生命体征监护设备、消毒设施及防护用品、基本抢救设备设施及轮椅、负压平车等服务设施。隔离留观室配备必需的诊疗检查设备，如听诊器、血压计、氧气、污物桶、消毒杀菌设施、呼吸气囊等常用诊疗设备，以及抢救车、心电监护仪、除颤仪等基本抢救设施设备。

（二）洗手设施

各室配备洗手池、非手触式水龙头、洗手液、一次性干手纸巾等卫生设施。

四、空气流通及消毒

1. 发热门诊保持自然通风及机械通风。在自然通风不良的情况下，安装机械通风设施，进行强制排风，使气流方向为：清洁区→潜在污染区→污染区。

2. 发热门诊空调系统独立设置。每周对空调系统清洗消毒 1~2 次，对空调冷却水集中收集，消毒后排放。

3. 发热门诊制定相关消毒隔离制度，参照《医疗机构消毒技术规范》对候诊区、诊室、隔离留观室等人流密集区域的地面、空气、物体表面等采用有效的措施和方法进行定期和不定期的清洁消毒，同时采用空气消毒机及紫外线等消毒设备，实时或定时对环境和空气进行清洁消毒。

4. 诊室、治疗室、检查室、隔离留观室等配备人机共处式的空气消毒机。

5. 发热门诊的医疗废物、污水等严格消毒，符合《医疗废物管理条例》《医疗卫生机构医疗废物管理办法》《医疗机构水污染物排放标准》《医疗机构消毒技术规范》等卫生法规、规范、标准的要求。

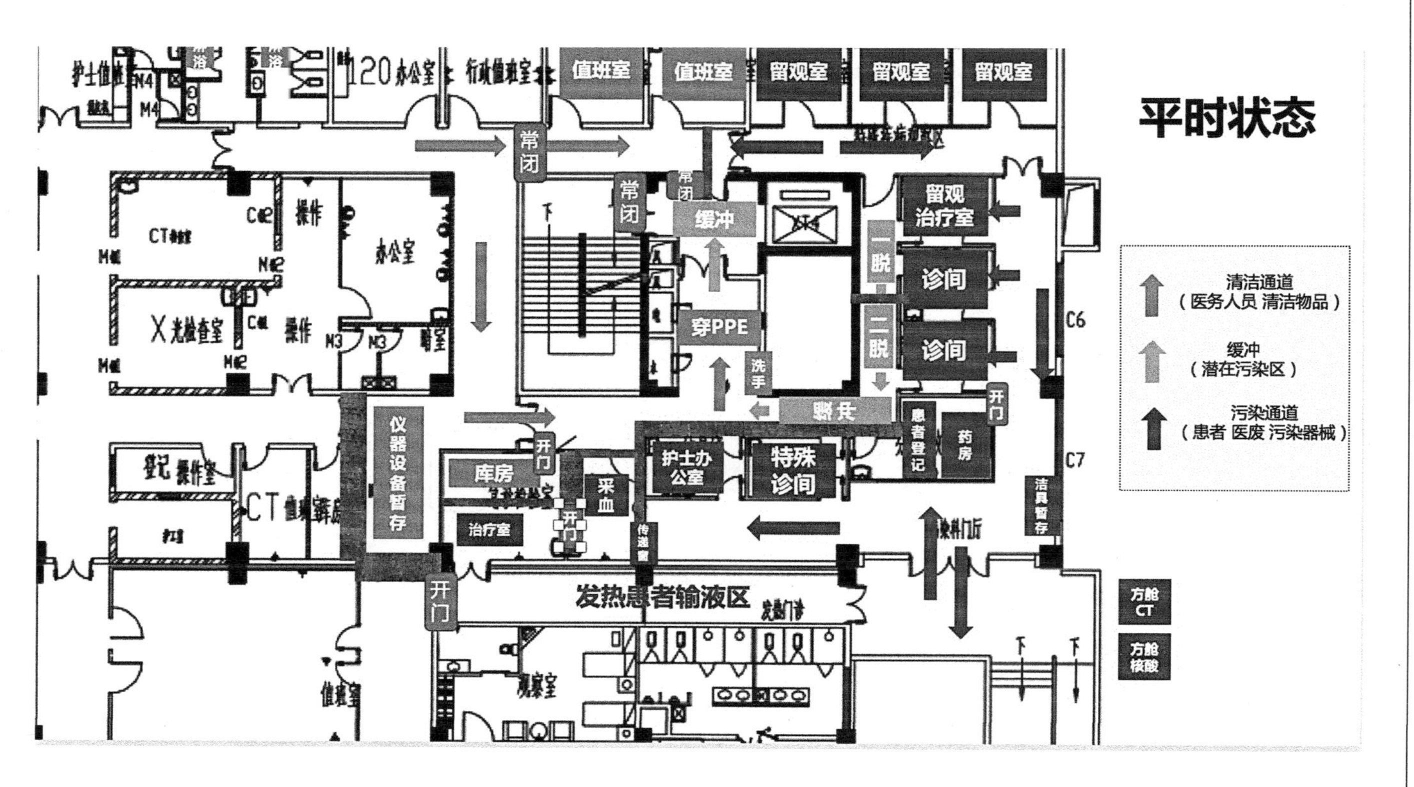

平时状态
清洁通道
（医务人员 清洁物品）
缓冲
（潜在污染区）
污染通道
（患者 医废 污染器械）
方舱CT
方舱核酸
120办公室
值班室
值班室
留观室
留观室
留观室
常闭
常闭
常闭
缓冲
留观治疗室
诊间
诊间
一脱
二脱
穿PPE
洗手
C6
C7
患者登记
药房
开门
护士办公室
特殊诊间
CT
办公室
操作
X光检查室
仪器设备暂存
库房
采血
治疗室
传递窗
洁具暂存
发热患者输液区
观察室
值班室
开门

发热门诊改造平面图

第二章　发热门诊护理管理

第一节　发热门诊组织构架

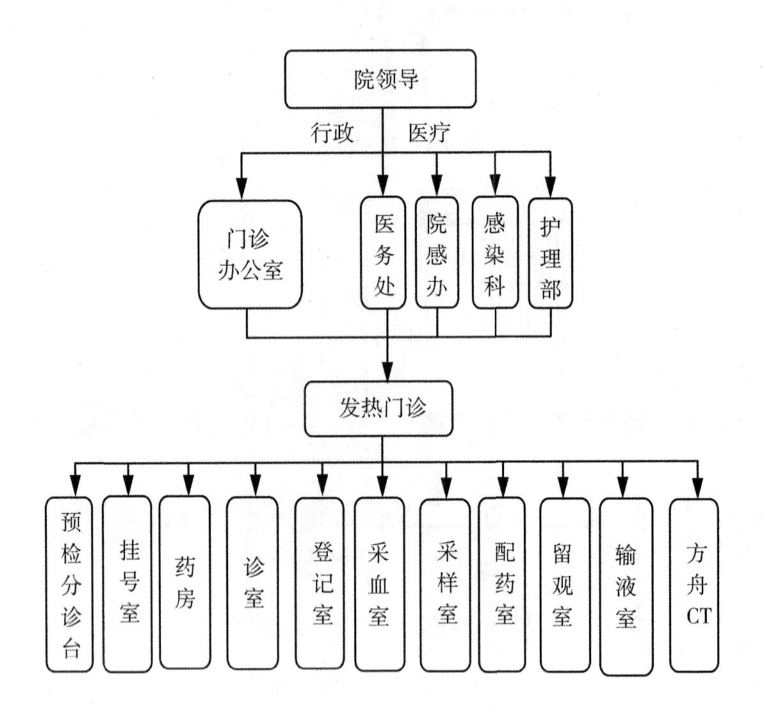

发热门诊组织构架图

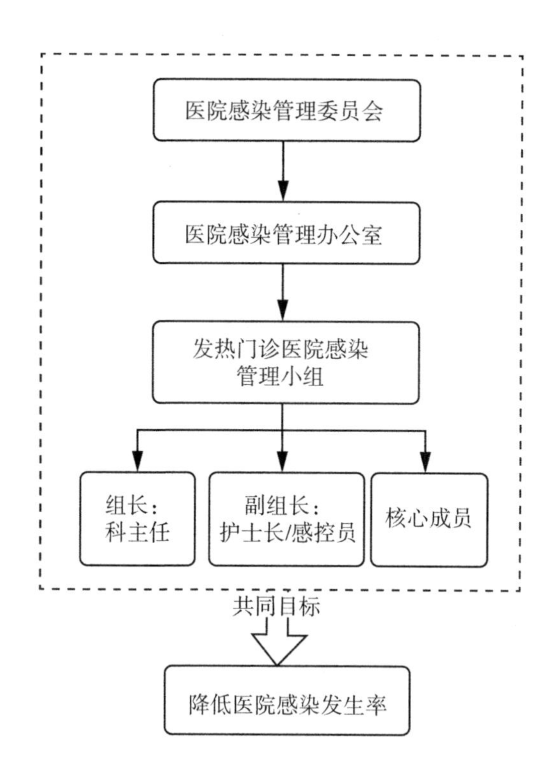

医院三级感染防控管理图

第二节　发热门诊护理管理总则

一、目的

科学合理做好疫情防控管理工作，加强对院感、环境、流程、信息、物资、医护人员、患者等的管理，提高应急管理水平，快速有效筛查阳性病例，做到早发现、早隔离、早治疗，防止院内外交叉感染，保证医护人员“零感染”。

二、适用范围

所有正在或已改造完成的发热门诊。

三、执行规范

（一）评估

1. 环境布局评估：根据医院发热门诊实际布局和防控要求，科学合理布局与改造，如“三区两通道”、预检分诊室、留观室、诊室（特殊诊室）、采样室、检验室、治疗室、挂号室、药房、医护人员休息室等。

2. 工作量评估：结合现阶段发热门诊就诊量和疫情发展趋势，评估发热门诊就诊量及护理工作量。

3. 护理人力需求评估：岗位需求评估：根据工作任务需求设定疫情相关护理岗位，例如预检分诊、采样、留观、输液等岗位。

人力资源评估：梳理发热门诊现有护士数量、年资、工作能力、岗位人力数量、职称需求，以及全院可调配资源等；

4. 防护物资评估：根据各岗位班次、人员，评估现有、日常消耗量和储存量，报备医务处、运营部。

5. 仪器设备评估：根据发热门诊规模和收治患者的病情，科学配备各类救治仪器与设备。

（二）应急管理要点

1. 完善管理体系及制度：由分管院长牵头负责，门诊办公室和感染科双重管理负责，分别负责行政和业务支撑。

2. 规划和改造发热门诊设置、布局及就诊流程路线。具体如下：

（1）分诊前移：急诊入口增设发热分诊，对发热患者进行提前预检，尽早筛选区别急诊普通患者与发热患者。

（2）分类就诊：普通发热患者与有新冠肺炎流行病学史的发热患者分开诊疗，设置普通诊室及特殊诊室。

（3）流程封闭：设置发热门诊专用区域，规划不同发热患者就诊、检查、进出路线、就诊流程全面防控。

3. 护理人员管理，具体如下：

（1）快速人力调配：疫情暴发期间，护理部直接全院调配医护人员。

（2）弹性排班：基于岗位设置、工作负荷，采用弹性排班、动态调配。

（3）人员培训：培训对象为医生、护士、导医、保安、保洁、陪检人员。培训内容具体如下：

①新冠肺炎相关知识、诊疗方案、鼻咽拭子采集方法；

②发热门诊空间布局、就诊流程、诊疗路线、转运交接、会诊流程等；

③防控专项知识培训，如穿脱防护服、洗手法、职业暴露等；

④危重患者的抢救技能，如气管插管、心肺复苏、呼吸机的使用等。

（4）医务人员安全防护及心理管理：关注一线医务人员身心负荷，开展心理咨询及援助。

4. 物资设备管理，具体如下：

（1）完善发热门诊设备、物资配置。根据发热门诊规模、布局，科学合理配置仪器设备，如每个留观室标准配备 1 台呼吸机、高流量给氧机、监护仪、吸氧和吸痰设备等急救设备。

（2）防护物品按岗配发、专人管理、保证安全、避免浪费。

5. 院感防控，具体如下：

（1）开展个人防护用品穿脱专项培训，医生、护士、导医、保安、保洁、陪检人员考核合格后上岗。

（2）院感护士每日督查医务人员穿脱防护用品，并监督各区域的消毒隔离措施执行到位。在监督医务人员穿脱PPE时，可以采用电子监控、视频对讲等信息化督查，节省人力、方便回溯。

（3）仪器设备消毒：屏幕用75%酒精的抹布或消毒湿巾擦拭；仪器及物品表面用1000mg/L含氯消毒液擦拭消毒；采用屏障保护的覆盖物（如塑料薄膜、铝箔等），一用一换；呼吸机等专用仪器设备外表面由院感护士按照说明书进行擦拭，内部管路由专业厂家进行消毒。

（4）环境消毒：采用1000mg/L含氯消毒液擦拭消毒或喷洒消毒。

6. 病人管理，具体如下：

（1）及时、准确分诊，就诊流程简、短、准、快，缩短就诊时间；

（2）导诊护士引导患者就诊及检查，避免长时间排队与聚集；

（3）关注发热患者心理情绪问题，发现异常，及时沟通与汇报，防止出现纠纷、伤医等事件。

7. 信息化管理：发热门诊信息登记内容包括患者姓名、性别、年龄、身份证件信息、住址、工作单位、联系方式、发病日期、初复诊日期、主要症状体征等，采用问卷星及电子版登记的形式进行电子信息化登记管理。

第三章　发热门诊资源管理

第一节　护理人力资源调配管理

现阶段医院发热门诊处于“平战结合”的时期，在公共卫生事件突发状况下，为确保紧急情况下迅速调配护理人员到岗，特制定发热门诊护理人员人力资源调配方案。

1. 科学配备：护理部根据发热门诊工作岗位需求、各岗位工作难度、风险程度、工作量及护理人员能力，科学合理配备护理人力资源。

2. 动态调整：根据疫情评估结果，以及工作量、护士身心负荷等，动态调整岗位与护理人数，适时调配。

3. 人员储备：以呼吸、感染、重症医学、急诊等专业为依托，储备公共卫生事件应急人员。

4. 兼顾效率：在保证质量与安全的前提下，实现护理人力资源使用效率最大化。

5. 快速调配：日常状态下，实行“三层级”护理人力资源调配原则，即：护士长——总护士长——护理部主任调配。

6. 在突发公共应急事件的状态下，发热门诊护理人员由护理部主任直接全院调配。

7. 合理排班：护士长合理安排本科室护理人员班次，每天配置 1 名备班人员，确保备班人员电话通畅，随叫随到。

8. 在备班人员未到岗之前，当班护士可请求邻近科室给予紧急支援（如急救中心），各相邻科室之间加强协作配合，遇紧急情况时，在不影响本科室工作前提下，第一时间给予人力支援。

9. 凡遇到突发公共卫生事件、紧急医疗抢救、特殊急危重症患者，以及病区护理人员意外离岗、脱岗，无充足人员上班等情况，严重影响科室正常运行时，各科室本着以大局为重的原则，服从医院、护理部的人力调配，不得以任何理由推诿、拒绝。

第二节 防护物资应急管理

在疫情期间，防护物资等同于战备物资，在满足一线医护人员需求的同时，需要严管严控，可持续保障，为科学管理应急物资，保障防护物资的按需分配、高效实用，特制定发热门诊防护物资应急管理规定。

1. 医院成立防护物资管理专项管理小组：由分管院领导、院感办、设备处、运营部、医务处、护理部主要负责。

2. 需求评估：院感办根据发热门诊的岗位评估、确定防护物资级别标准数量。发热门诊护士长根据各岗位班次、人员，确定防护物资的数量，报备医务处、运营部。

3. 合理配发：医院根据病区实际收治病人数、工作量、风险程度等，按需配发防护物资。

4. 专人管理：设专人领取、发放防护物资，每周领取一次，每天按岗发放，签名领取，分发到人。

5. 库存管理：病区最多储备 1 周的防护物资，若防护物资紧缺，保证

1天的库存量，便于全院统筹调配。

6. 动态调整：根据疫情评估结果、病区岗位调整等，动态调整防护级别、物资种类、数量等储备。

7. 合理排班：护士长科学排班，最大限度地减少人员频繁交接、轮岗，降低消耗。

8. 适时监督：护理部不定期抽查病区排班、物资申领与使用情况，做到全员不浪费、不过度防护。

第四章　发热门诊感染管理相关制度、防控指引及标准操作规程

第一节　发热门诊感染管理相关制度

一、发热门诊感染管理制度

1. 建立发热门诊感染管理小组，全面负责发热门诊感染管理工作，明确小组及其人员的职责并落实。小组由发热门诊科主任担任组长，人员包括医师和护士，小组成员为本区域内相对固定人员，同时配备感控员一名。

2. 发热门诊医院感染管理小组应依据医疗保健相关感染特点和门急诊医疗工作实际，制定发热门诊感染管理相关制度、计划、措施和流程，开展医院感染管理工作。

3. 发热门诊医院感染管理小组负责组织工作人员开展医院感染管理知识和技能的培训，对患者及陪同人员开展相应的宣传教育。

4. 发热门诊感染管理小组应接受医疗机构对医院感染管理工作的监督、检查与指导，落实医院感染管理相关改进措施，评价改进效果，做好相应记录。

二、发热门诊感染管理小组职责

按医院感染控制项目组要求，建立发热门诊感染管理小组，确立小组人员，按照医院感控制度要求，制定符合发热门诊感控职责和制度。

发热门诊感染负责人：组长、副组长、组员。

发热门诊感染管理小组成员：全体发热门诊医护人员。

发热门诊感染管理小组职责：

1. 发热门诊感染管理小组负责发热门诊感染管理的各项工作，结合发热门诊感染防控工作特点，制定相应的发热门诊感染管理制度，并组织实施。

2. 对医院感染病例及感染环节进行监测，采取有效措施，降低医院感染发病率；发现有医院感染流行趋势时，及时报告医院感染管理科（办公室），并积极协助调查。

3. 负责督促本科室人员执行无菌操作技术，遵守消毒隔离制度。

4. 对发热门诊固定、临时工作人员进行医院感染管理知识和技能的培训。

5. 配合医院感染管理部门对发热门诊的感控工作进行自查、接受督查，对存在的问题进行讨论、整改。

三、发热门诊感控员工作制度

1. 由科主任、护士长选定责任心和业务能力强、相对固定人员担任感控员。安排其在发热门诊专职从事医院感染防控相关工作。

2. 在院感项目组、科主任、护士长的指导下，负责发热门诊感染管理各项工作的落实。

3. 及时传达感染防控相关制度、流程和通知。参与制定发热门诊感染管理相关制度并负责组织实施。

4. 对各项医院感染管理制度的执行情况进行督查与指导。指导配置各类消毒液，监控消毒液的浓度。

5. 负责监督和指导医务人员、会诊人员、物流人员等的着装与行走通道是否符合规范。

6. 负责督查无菌技术操作及消毒隔离工作质量及手卫生执行情况，监督检查发热门诊配置和使用消毒药品、器械情况及一次性医疗用品使用和处理情况。

7. 进行医院感染防控知识、职业危害及防护措施知识培训；对新入科人员进行医院感染防控知识岗前培训，培训均应有记录。

8. 负责对保洁员进行清洁、消毒、隔离知识培训并有记录；检查并指导保洁员清洁卫生及医疗废物交接登记等工作落实情况。

9. 对发热门诊感染管理的质量指标进行质控，至少每月 1 次对各项医院感染监测、监管结果进行总结、分析和反馈，持续改进，并归档、备查。

10. 参加院感项目组组织的会议与培训，及时上交相关报表。

四、发热门诊医务人员手卫生管理制度

1. 手卫生为医务人员洗手、卫生手消毒和外科手消毒的总称。

2. 发热门诊应配备非手触式水龙头。用洗手液洗手，配备干手物品或设施，避免二次污染。配备合格的速干手消毒剂，注明开启时间及责任人。

3. 定期开展手卫生的全员培训，医务人员应掌握手卫生知识和正确的手卫生方法，保障洗手和手消毒的效果。

4. 定期加强对医务人员手卫生工作的指导与监督，提高医务人员手卫

生的依从性。

5. 洗手与卫生手消毒应遵循以下原则：

（1）当手部有血液或者其他体液等肉眼可见的污染时，应用肥皂（皂液）和流动水洗手。

（2）手部没有肉眼可见污染时，宜使用速干手消毒剂消毒双手代替洗手。

6. 下列情况下，医务人员应根据以上原则选择洗手或使用速干手消毒剂：

（1）直接接触患者前后，接触不同患者之间，从同一患者身体的污染部位移动到清洁部位时；

（2）接触患者黏膜、破损皮肤或伤口前后，接触患者的血液、体液、分泌物、排泄物、伤口敷料之后；

（3）穿脱防护用品前、中、后，摘手套后；

（4）进行无菌操作、接触清洁、无菌物品之前；

（5）接触患者周围环境及物品后；

（6）处理药物或配餐前。

7. 发热门诊应每月对医务人员进行手消毒效果的监测；当怀疑医院感染暴发与医务人员手卫生有关时，应及时进行监测，并进行相应致病性微生物的检测。

五、发热门诊消毒隔离制度

1. 发热门诊工作人员应按防护级别要求戴帽子、使用一次性医用外科口罩，穿工作服等，在接触每个病人前后或接触同一病人的不同部位前后，必须彻底洗手或手消毒。当出现疫情时，根据需要戴医用防护口罩，穿防渗透隔离衣/防护服，戴手套、护目镜/防护面罩，穿鞋套等。

2. 空气消毒：

（1）留观室：有人的房间每日开窗通风2次，每次30分钟；或用空气消毒机每天消毒4次，每次2小时；无人的房间每日紫外线灯照射1次，每次1小时以上。

（2）人员密集区域：如走廊、通道、大厅等，可用500mg/L二氧化氯超低容量喷雾器喷洒消毒。

3. 环境物体表面用1000mg/L的含氯消毒液或500mg/L的二氧化氯消毒剂进行擦拭，作用30分钟后用清水擦拭干净。

4. 地面日常采用湿式清洁，每天至少2次，使用1000mg/L的含氯消毒剂进行湿式拖地，作用30分钟后用清水拖干净；遇污染时，即时进行消毒。

5. 呕吐物、排泄物、分泌物等污染物用专门容器收集，使用2000mg/L的含氯消毒液作用2小时。如呕吐物、排泄物、分泌物等污染物直接污染地面，可用含2000mg/L的含氯消毒剂擦拭可能接触到呕吐物的物体表面及其周围。

6. 生活垃圾及医疗废物均按照感染性医疗废物处理要求，使用带有警示标志的双层医疗废物包装袋进行包装；医疗废物达到包装袋的3/4时，应当有效封口，确保封口严密，采用鹅颈结式封口，分层封扎。粘贴标签，注明感染性疾病名称。盛装医疗废物的包装袋和利器盒表面被感染性废物污染时，应当增加一层医疗废物包装袋。

7. 发热门诊护目镜使用后放入含有1000mg/L的含氯消毒剂液内浸泡30分钟，冲洗擦干备用。

8. 医务人员若出现发热，伴有呼吸道症状、体征者，应及时隔离，进行医学观察。

六、发热门诊终末消毒制度

终末消毒是指传染源离开有关场所后进行的一次彻底的消毒，如患者出院、转科、死亡后进行的病房空气、物体表面及地面的消毒。应确保终末消毒后的场所及其中的各种物品不再有病原体的存在。终末消毒对象包括病例和无症状感染者排出的污染物（血液、分泌物、呕吐物、排泄物等）及其可能污染的物品和场所，不必对室外环境（包括空气）开展大面积消毒。

1. 室内空气的处理：在无人条件下可选择5000mg/L过氧乙酸、500mg/L二氧化氯、3%过氧化氢等消毒剂，采用超低容量喷雾法进行消毒，消毒完毕后，充分通风方可使用。

2. 地面、墙壁有肉眼可见污染物时，应先完全清除污染物再消毒。无肉眼可见污物时，可用1000mg/L的含氯消毒液擦拭或喷洒精消毒。消毒作用时间应不少于30分钟。

3. 患者离开后，对其接触过的物品、物表，如台面、椅子、听诊器、血压计等，无可见污染时，用1000mg/L含氯消毒剂擦拭，或浸泡消毒至少30分钟后用清水擦拭。

（1）一般物体表面有肉眼可见污染物时，应先去污再消毒；

（2）个人电子产品可选用75%酒精擦拭消毒；

（3）床架、床头柜、家具、呼叫器、病床摇柄、门把手、水龙头洗手池等用含有效氯1000mg/L的含氯消毒液等擦拭、喷洒消毒。多组件组合的物品，如床头柜，应打开抽屉和柜门，对内外表面都应喷洒精或擦拭到位，作用30分钟后用清水擦拭干净。

（4）呼吸机、监护仪等贵重设备，应按照各自相应规程或说明书进行处理，其他诊疗设备，如体温计、听诊器、输液泵、血压计、血氧仪、除颤仪等设备表面，可根据具体物品是否耐腐蚀，灵活选用75%酒精、1000mg/L的含氯消毒液或500mg/L的二氧化氯消毒液等擦拭、浸泡、喷洒消毒。作用30分钟后用清水擦拭干净。

4. 污染物（患者血液、分泌物、呕吐物和排泄物）的处理：

（1）对少量污染物，可用一次性吸水材料（如纱布、抹布等）蘸取5000~10000mg/L含氯消毒液（或能达到高水平消毒的消毒湿巾或干巾）小心移除。

（2）对大量污染物，应使用含吸水成分的消毒粉或漂白粉完全覆盖，或用一次性吸水材料完全覆盖后，用足量的5000~10000mg/L含氯消毒液浇在吸水材料上，作用30分钟以上（或用能达到高水平消毒的消毒干巾），小心清除干净。清除过程中避免接触污染物，清理的污染物按医疗废物集中处置。

（3）患者的分泌物、呕吐物等应由专门容器收集，用有效氯浓度为20000mg/L含氯消毒剂，按物：药比例1：2浸泡消毒2小时。清除污染物后，应对污染的环境物体表面进行消毒。盛放污染物的容器可用有效氯浓度为5000mg/L的含氯消毒剂溶液浸泡消毒30分钟，然后清洗干净。

（4）患者生活垃圾按医疗废物处理。

5. 织物的处理：患者使用后的床单、被罩等织物用双层黄色医疗垃圾袋进行处置。有条件的可使用床单位消毒机进行消毒处理。

6. 医疗用品尽量使用一次性诊疗器械、器具和物品，使用后应进行预处理，随后用双层医疗废物袋密闭封装，按照感染性医疗废物处置，可复用诊疗器械用双层医疗废物袋盛装，贴上标签，放整理箱内，联系消毒供应中心处理。

7. 医疗废物应遵循《医疗废物管理条例》和《医疗卫生机构医疗废物管理办法》的要求进行处理。病人的生活垃圾作为感染性废物进行处理，感染性废物采用双层黄色垃圾袋密闭运送，袋上标注“特殊感染”后，立即电话联系运送至医疗废物暂存间。

8. 尸体处理：病人死亡后，对尸体应及时进行处理，用3000mg/L含氯消毒剂棉球或纱布填塞病人的口、鼻、耳、肛门等所有开放通道；用双层布单包裹尸体，再用密封防渗漏双层尸体袋包裹。立即送至殡仪馆进行火化。

七、发热门诊医疗废物管理制度

（一）安全收集

1. 发热门诊区域内产生的废弃物，包括医疗废物和生活垃圾，均按照医疗废物类别及时分类收集。

2. 盛装医疗废物的包装袋和利器盒的外表面，应当增加一层包装袋。

3. 分类收集使用后的一次性隔离衣、防护服等物品时，严禁挤压。

4. 每个包装袋、利器盒应当粘贴标签，标签内容包括：医疗废物产生单位、产生部门、产生日期、类别，来源于新冠肺炎确诊或疑似患者的医疗废物应标注“新冠”标识。

5. 发热门诊污染区产生的医疗废物，在离开污染区前应当对包装袋表面采用1000mg/L含氯消毒液喷洒消毒（注意喷洒均匀），或在其外面加套一层医疗废物包装袋；清洁区产生的医疗废物按照常规的医疗废物处置。

（二）包装容器

1. 医疗废物专用包装袋、利器盒的外表面应当有警示标识，在盛装医疗废物前，应当认真检查，确保其无破损、无渗漏。医疗废物收集桶应为脚踏式并带盖。

2. 医疗废物达到包装袋或者利器盒的3/4时，应当有效封口，确保封口严密。

3. 传染病病人或者疑似传染病病人产生的医疗废物应当使用双层包装物，应当使用双层包装袋盛装医疗废物，采用鹅颈结式封口，分层封扎。

（三）安全运送

1. 在运送医疗废物前，应当检查包装袋或者利器盒的标识、标签以及封口是否符合要求。

2. 工作人员在运送医疗废物时，应当防止造成医疗废物专用包装袋和利器盒的破损，防止医疗废物直接接触身体，避免医疗废物泄漏和扩散。

3. 每天运送结束后，对运送工具进行清洁和消毒，并填写记录，所用含氯消毒液浓度为1000mg/L；运送工具被感染性医疗废物污染时，应当及时进行消毒处理。

（四）贮存交接

1. 医疗废物暂存处应当有严密的封闭措施，设有工作人员进行管理，防止非工作人员接触医疗废物。

2. 新冠肺炎医疗废物宜在暂存处单独设置区域存放，尽快交由医疗废物处置单位进行处置。

3. 医疗废物暂存处消毒方法：对空气，使用紫外线灯照射消毒（60分钟/天）；对地面，用1000mg/L含氯消毒液进行消毒，每天两次。

4. 医疗废物产生部门、运送人员、暂存处工作人员以及医疗废物处置单位转运人员之间，要逐层登记交接，记录数量，来源于新冠肺炎患者或疑似患者的医疗废物要特别说明。

（五）转移登记

1. 严格执行危险废物转移联单管理，对外运医疗废物进行登记。登记内容包括：医疗废物的来源、种类、重量或者数量、交接时间、最终去向，以及经办人签字，来源于新冠肺炎患者或疑似患者的医疗废物要特别注明“新冠”。

2. 登记资料保存3年。

八、发热门诊职业暴露管理制度

1. 医务人员预防新冠肺炎感染和其他各类感染性疾病的防护措施应当遵照标准预防原则，对所有患者的血液、体液及被血液、体液污染的物品均视为具有传染性的病原物质，医务人员接触患者和这些物质时，应采取防护措施。具体如下：

（1）接触新冠肺炎患者或进入发热门诊工作时，应按相关要求流程做好个人防护，包括穿戴医用防护口罩、一次性帽子、防渗透隔离衣/医用防护服、乳胶手套、靴套、防护面屏或护目镜等防护装备。

（2）在诊疗、护理操作过程中，有可能发生血液、体液大面积喷溅或者有可能污染医务人员的身体时，应加穿具有防渗透性能的隔离衣或者防水围裙。

（3）医务人员手部皮肤发生破损，在进行有可能接触患者的血液、体液的诊疗和护理操作时，应戴双层手套。

（4）医务人员在进行侵袭性诊疗、护理操作过程中，要注意防止被针头、缝合针、刀片等锐器刺伤或者划伤。

（5）使用后的锐器应当直接放入耐刺、防渗漏的锐器盒，禁止回套针帽，禁止用手直接接触使用后的针头、刀片等锐器。

2. 医务人员发生职业暴露后，应先评估暴露风险，然后按相应流程处置。具体如下：

（1）高暴露风险面对确诊患者直接暴露时，包含以下情况：

皮肤暴露：被大量肉眼可见的患者体液、血液、分泌物或排泄物等污物直接污染皮肤；

黏膜暴露：被肉眼可见的患者体液、血液、分泌物或排泄物等污物直接污染黏膜，如眼睛、呼吸道等；

针刺伤：被直接接触了确诊患者体液、血液、分泌物或排泄物等污物的锐器刺伤；

呼吸道直接暴露：在未戴口罩的确诊患者1米范围内口罩脱落，露出口或鼻。

（2）低风险暴露未直接暴露，即防护装备破损或脱落或接触皮肤，包含以下情况：

手套破损：手套破损，未发生肉眼可见的污物直接接触皮肤。

外层防护装备接触皮肤或头发：主要是脱防护装备时，外层污染的防护装备接触了皮肤或头发。

防护服破损：防护服破损，未发生肉眼可见的污物直接接触皮肤。

呼吸道间接暴露：在患者1米以外或佩戴口罩的患者面前口罩脱落。

3. 后期干预。

（1）一旦发生职业暴露，进行应急处理，根据情况决定是否在应急处理之后经过脱卸PPE，撤回到清洁区。此外，还需要立即上报科主任或总护士长、护士长，并上报医院感染管理办公室。

（2）可酌情在医师指导下服用抗病毒药进行预防，应给予随访和咨询，并进行必要的针对性暴露者新型冠状病毒的核酸变化监测，对服用药物的毒性进行监控和处理，观察和记录相关感染的早期症状等。

（3）医院感染管理办公室及保健科负责对职业暴露情况进行登记。登记内容包括：职业暴露发生时间、地点及经过；暴露方式；暴露的具体部位及损伤程度、暴露源种类情况；处理方法及处理经过，是否实施预防性用药及用药依从性情况；定期检测及随访情况。

（4）发热门诊医院感染管理小组定期对职业暴露情况进行汇总分析，并根据分析结果采取有效整改措施，持续做好医务人员职业防护。

第二节　防控指引

一、发热门诊新冠肺炎疫情防控工作指引

（一）基本要求

发热门诊是医院疫情防控的第一关，存在人群密集、人员结构复杂、来源众多，流程环节多，涉及科室、部门多等现实情况，且秋冬季时室内通风较差，易发生呼吸道传染病的聚集和传播。遵照《医疗机构门急诊医院感染管理规范》（WS/T 591—2018）等规范的要求，结合实际，制定并落实发热门诊常态化疫情防控方案。

（二）防控要点

1. 切实履行告知义务。医疗机构应充分利用互联网、各预约平台、短信、海报、电子宣传屏等多种方式，在患者预约就诊、诊前一日和进入医院就诊时，将预检分诊和发热门诊有关要求告知患者及其陪同人员。医疗机构应在门急诊入口处、诊疗区域内采取多种途径加强健康宣教，内容包括：呼吸卫生、佩戴口罩、手卫生、社交距离等。

2. 实行预检分诊，落实体温检测、流行病学史问询和健康码识别等措施。落实医生首诊负责制，接诊医师应认真询问并记录流行病学史、是否有发热和呼吸道症状。

3. 加强病例筛查。对于疑似新冠肺炎的患者要在救治的同时进行核酸检测。秋冬季为呼吸系统疾病高发季节，对有呼吸道症状患者应在进行新冠病毒核酸筛查的同时，进行流感病毒等其他呼吸道病原体的筛查。

4. 多途径限制诊区内人流。全面落实非急诊预约就诊制度，推行分时段预约就诊制度及互联网门诊，通过预约诊疗、分时段就医、线上咨询等

方式，减少现场就诊量，避免患者聚集；充分利用信息化，优化就诊流程，坚持“一人一诊一室”，充分利用各类就诊、叫号、检查预约等系统，分流患者，避免患者在就诊大厅、候诊室聚集排队；发热门诊应严格掌握输液指征，减少输液的患者。

5. 规范设置门急诊核酸采样点。选定通风良好的区域开展核酸采集工作，避免在门诊大厅、候诊区等区域采集呼吸道标本。

6. 落实分级防护。对工作人员分级分层进行防护知识、个人防护用品使用、规范接诊流程等方面的培训，完善分级防护措施；预检分诊台和诊室还应配备手卫生及环境消毒用品、个人防护用品；加强针对发热门诊工作人员（含保洁、保安等工勤人员）的健康管理，每日开展体温检测和呼吸道症状监测，发热或有呼吸道症状的工作人员应暂停工作，并进行新冠病毒核酸检测。

二、医务人员个人防控指引

1. 医务人员个人防护应遵循《医院隔离技术规范》（WS/T311—2009）和《医疗机构内新型冠状病毒感染预防与控制技术指南（第一版）》（国卫办医函〔2020〕65 号）的要求。

2. 进行个人防护全员培训，提高防护意识，熟练掌握新冠肺炎防治基本知识、方法与技能；规范消毒、隔离和防护工作；储备质量合格、数量充足的防护物资。

3. 降低医务人员暴露风险。发热门诊设置“三区两通道”及缓冲间。

4. 医务人员执行标准预防措施，严格落实《医务人员手卫生规范》要求，做好诊区、留观室的通风管理，根据诊疗护理操作中可能的暴露风险，选择适当的防护用品，具体如下：

（1）可能接触患者的血液、体液、分泌物、排泄物、呕吐物及污染物品时，戴清洁手套，脱手套后洗手。

（2）可能受到血液、体液、分泌物等喷溅时，戴护目镜/防护面屏，穿防渗隔离衣。

（3）可能出现呼吸道暴露时，戴医用外科口罩。

5. 在严格落实标准预防的基础上，根据接诊患者疾病的传播途径，参照《医院隔离技术规范》（WS/T311）选择强化接触传播、飞沫传播和/或空气传播的感染防控，严格落实戴医用外科口罩/医用防护口罩、戴乳胶手套等隔离要求。

6. 在新冠肺炎流行中高风险地区，按照接触新冠肺炎风险，在标准预防的基础上增加飞沫隔离、接触隔离的防护措施。在为疑似或确诊新冠肺炎患者进行产生气溶胶的相关操作时，增加空气隔离防护措施。根据不同工作岗位暴露风险的差异，根据有关文件要求选择防护用品，并根据风险评估适当调整，做到以下防护：

一级防护：发热门诊及隔离病区外的安保、保洁、医疗废物转运等工作人员采用一级防护。一级防护用品主要包括医用外科口罩、一次性工作帽、工作服、一次性乳胶手套或丁腈手套等。

二级防护：发热门诊及隔离病区内，疑似及确诊患者转运、陪检、尸体处置时采用二级防护。二级防护用品主要包括：医用防护口罩、护目镜或防护面屏、一次性工作帽、防渗隔离衣或防护服、一次性乳胶手套或丁腈手套、鞋套等。

三级防护：在为疑似或确诊新冠肺炎患者实施可产生气溶胶操作、新冠病毒核酸采样时可采用三级防护。三级防护用品主要包括：正压头套或全面防护型呼吸防护器、防渗隔离衣或防护服、一次性乳胶手套或丁腈手套、鞋套等。

7. 按《医务人员手卫生规范》要求实施手卫生，戴手套前应当洗手，脱去手套或隔离服后应当立即用流动水洗手。

8. 医务人员进入发热门诊隔离区穿脱防护用品的流程如下：

（1）医务人员进入发热门诊隔离区穿戴防护用品流程：医务人员通过员工专用通道进入清洁区，有条件的可以更换洗手衣裤、换工作鞋袜，认真洗手后依次穿戴一次性帽子、医用防护口罩、防护服、一次性隔离衣（有必要时）、护目镜或防护面屏、手套（2副）、鞋套。

（2）医务人员离开隔离病区脱摘防护用品流程：

①医务人员离开污染区，进入第一脱摘区，手卫生后，依次脱摘防护面屏或护目镜、医用防护服、鞋套、外层手套，分置于专用容器中，之后进行手卫生。

在第二脱摘区脱去一次性隔离衣、内层手套、靴套，手卫生后，脱去医用防护口罩、一次性帽子，手卫生后，换医用外科口罩进入清洁区。

②每次接触患者后立即进行手的清洗和消毒。

③所有防护用品若在污染区被患者血液、体液、分泌物等严重污染，应及时到一脱区、二脱区更换防护用品，再次进行个人清洁后，穿戴防护用品进入污染区。

④下班前，应当进行个人卫生处置，并注意呼吸道与黏膜的防护。

9. 严格执行锐器伤防范措施。患者使用后的医疗器械、器具应当按照《医疗机构消毒技术规范》要求进行清洁与消毒。

三、清洁与消毒指引

（一）环境物体表面清洁与消毒

1. 遵循原则：严格遵循《医院消毒卫生标准》（GB 15982—2012）、《普通物体表面消毒剂通用要求》（GB 27952—2020）、《医疗机构消毒技术规范》（WS/T 367—2016）、《医疗机构环境表面清洁与消毒管理规范》

（WS/T 512—2012），以及《关于全面精准开展环境卫生和消毒工作的通知》。

2. 感控防控要点：

（1）加强日常环境物体表面清洁和消毒工作，消除污染的环境物体表面的传播隐患。

（2）按照单元化操作的原则，强化高频接触物体表面的清洁与消毒。

（3）严格执行发热门诊消毒隔离制度，有明显污染的情况下，应先去污，再实施消毒；污染区及潜在污染区消毒可选用1000mg/L含氯消毒液，或采用同等杀灭微生物效果的消毒剂，清洁区消毒可选用500mg/L含氯消毒液，或采用同等杀灭微生物效果的消毒剂。

（4）物体表面擦拭宜采用有效消毒湿巾，也可使用超细纤维抹布；地面清洁消毒宜使用超细纤维抹布；清洁工具做到分区使用，保持清洁工具的清洁与干燥，使用过的或污染的保洁工具未经有效复用处理，不得用于下一个患者区域或诊疗环境，以防止发生病原微生物交叉污染。

（5）预防消毒与随时消毒相结合。发热门诊至少进行每天2次消毒；有明显污染时应随时消毒。高频接触的物体表面应增加消毒频次。

3. 终末清洁与消毒：

（1）患者一旦离开留观室，应立即对留观室或患者区域进行环境终末清洁与消毒工作，以有效阻断病原微生物传播。

（2）应有序实施以“床单元”为单位的终末清洁与消毒工作，从医用织物到环境物体表面，先清洁、后消毒，从上到下，从相对清洁物体表面到污染物体表面，清除所有污染与垃圾。可搬离的医疗设备与家具，应在原地实施有效清洁与消毒后，方可搬离。

（3）消毒可选用1000mg/L含氯消毒液，或采用同等杀灭微生物效果的消毒剂；有明显污染时，应先去污染再消毒。

（4）必要时，可采取强化的终末消毒措施，即可以在上述清洁与消毒措施基础上，采用过氧化氢汽（气）化/雾化消毒，或紫外线辐照设备消毒，或采用同等杀灭微生物效果的消毒方法，按产品的使用说明进行消毒。

4. 疑似或确诊新冠肺炎患者接触物体表面、地面的清洁与消毒，具体如下：

（1）发现疑似或确诊新冠肺炎患者时，在患者离开该环境后，应对患者所处周围环境的物体表面、地面进行清洁与消毒，消毒可选用 1000mg/L 含氯消毒液至少作用 30 分钟，或采用同等杀灭微生物效果的消毒剂。留观病房每日消毒不得少于 2 次。

（2）有可见污染物时，应先使用一次性吸水材料清除污染物，再用 1000mg/L 的含氯消毒液或 500mg/L 的二氧化氯消毒剂等进行擦拭消毒，作用 30 分钟；或使用具有吸附、消毒一次性完成的消毒物品进行处理。

（3）保持环境的清洁、整齐。

5. 注意事项：

（1）遵循“五要、六不”原则。“五要”即：隔离病区要进行定期消毒和终末消毒；医院人员密集场所的环境物体表面要增加消毒频次；高频接触的门把手、电梯按钮等要加强清洁消毒；垃圾、粪便和污水要进行收集和无害化处理；要做好个人手卫生。“六不”即：不对室外环境开展大规模的消毒；不对外环境进行空气消毒；不直接使用消毒剂对人员进行消毒；不在有人条件下对空气使用化学消毒剂消毒；不用戊二醛对环境进行擦拭和喷雾消毒；不使用高浓度的含氯消毒剂进行预防性消毒。也就是说，应合理使用消毒剂，科学规范采取消毒措施，同时避免过度消毒。

（2）使用合法有效的消毒剂，消毒剂的使用剂量、作用时间和注意事项参考产品使用说明。

（3）消毒剂对物品有腐蚀作用，特别是对金属腐蚀性很强，对人体也有刺激，配制消毒液、实施环境清洁消毒措施时，应做好个人防护。

（二）医用织物的清洁与消毒

1. 遵循原则：应严格遵循《医院医用织物洗涤消毒技术规范》（WS/T 508—2016）的相关要求。

2. 感染防控要点：

（1）应保持清洁卫生。

（2）宜使用可水洗的医用织物、可擦拭的床垫。

（3）诊间、留观室床单至少每天更换，如就诊人数较多，半天更换，有污染随时更换；如可能接触患者黏膜的，应一人一换，或使用隔离单（如一次性中单等）。医务人员工作服应保持清洁，至少每日更换，遇污染应随时更换。

（4）宜使用具有防水、阻菌、阻尘功能的床上用品，可采用擦拭清洁与消毒。

（5）备有足够的被服收集袋（桶），分别收集感染性织物、脏污织物及医务人员的工作服、被服；织物收集袋（桶）应保持密闭。

（6）有明显血液、体液、排泄物等污染的被服，多重耐药菌或感染性疾病患者使用后的被服视为感染性织物，放置在专用袋中，并有警示标识，洗衣部门需分开单独清洗消毒。

（7）明显污染且无法清洗的织物，可按医疗废物处理。

（8）被服的收集运送车与干净被服发放车应分车使用，并有明显标志。

（9）收取和发放车辆应专用，并应密闭运送防止二次污染。应分别设有相对独立的使用后医用织物接收区域和清洁织物储存发放区域，标志应明确，避免交叉污染。

3. 疑似或确诊新冠肺炎患者接触织物的清洁与消毒：

（1）宜使用可水洗的医用织物、可擦拭的床垫。

（2）当发现有疑似或确诊新冠肺炎患者，其使用后的床单、被套等立即装入用双层专用袋鹅颈结式包扎，并贴有警示标志，密闭转运集中进行消毒、清洗；可用流通蒸汽或煮沸消毒 30 分钟；或先用 500mg/L 的含氯消毒液浸泡 30 分钟，然后按常规清洗；或采用水溶性包装袋盛装后直接投入洗衣机中，同时进行洗涤消毒 30 分钟，并保持 500mg/L 的有效氯含量；贵重衣物可选用环氧乙烷方法进行消毒处理。

（3）一次性床单等，使用后当作医疗废物处理。

（4）明显污染且无法清洗的织物，可按医疗废物处理。

4. 注意事项：

（1）实施病人单元整理、更换、清洁和消毒时，以及洗衣时，应做好个人防护。

（2）医用织物收集过程中避免扬尘和二次污染。

（三）室内空气清洁与消毒

1. 遵循原则：应严格遵循《医院空气净化隔离规范》（WS/T 368—2012）、《经空气传播疾病医院感染预防与控制规范》（WS/T 511—2016）、《空气消毒剂通用要求》（GB 27948—2020）、《医院中央空调系统运行管理》（WS488—2016）、《公共场所集中空调通风系统卫生规范》（WS 394—2012）、《公共场所空调通风系统清洗消毒规范》（WS 396—2012）和《关于印发公众科学戴口罩指引（修订版）和夏季空调运行管理与使用指引（修订版）的通知》（联防联控机制综发〔2020〕174 号）等文件要求。

2. 感染防控要点：

（1）在建筑设计中应结合中央空调通风系统，合理配置新风系统、回风系统和排风系统，建立上送风、下回风的气流组织，有效降低诊疗场所室内空气中微生物、气溶胶浓度。

（2）可选择自然通风或机械通风进行有效空气交换，每日通风 2~3 次，每次不少于 30 分钟；宜选择在中央空调通风系统中安装空气净化消毒装置，或在回风系统中安装空气净化消毒装置；室内也可配置人机共存的空气净化消毒机；有人的情况下不能使用紫外线灯辐照消毒和化学消毒。

（3）化学消毒剂汽（气）化/雾化消毒应在无人的情况下使用，可选择过氧化氢、二氧化氯等消毒剂，使用浓度和作用时间按产品的使用说明进行。

（4）中央空调系统的日常管理应按《医院中央空调系统运行管理要理》要求进行，安全有效使用。

3. 疑似或确诊新冠肺炎患者所处室内空气的清洁与消毒：

（1）当发现有疑似或确诊新冠肺炎患者时，在患者离开该环境后，应对患者所处室内环境进行通风与清洁消毒。

（2）疑似或留观患者应单间隔离，并通风良好，可采取排风（包括自然通风和机械排风），也可采用人机共存的空气消毒机进行空气消毒。无人条件下，可用紫外线等对空气进行消毒，用紫外线消毒时，可适当延长照射时间到 1 小时以上。

（3）终末消毒，可使用过氧化氢汽（气）化/雾化等空气消毒设备进行空气消毒。

4. 注意事项：

（1）注意诊疗场所的气流组织，应从清洁区域流向污染区域。

（2）选择的空气消毒设备，应符合国家有关管理规定，并按照使用说明。

(3) 注意人员保暖。

(四) 诊疗器械、器具和物品清洗与消毒

1. 遵循原则：严格遵循《消毒供应中心第1部分：管理规范》(WS 310.1—2016)、《消毒供应中心第2部分清洗消毒及灭菌技术操作规范》(WS 310.2—2016)、《消毒供应中心第3部分：清洗消毒及灭菌效果监测标准》(WS 310.3—2016)、《医疗机构消毒技术规范》(WS/T 367—2012)和《医院消毒卫生标准》(GB 15982—2012) 等文件的要求。

2. 感染防控要点：

(1) 按照行业标准要求做好复用诊疗器械、器具和物品的收集、清洗、包装、灭菌或消毒、储存、运送的全流程工作，确保复用器械的使用安全。

(2) 应采取集中管理方式，所有复用的诊疗器械、器具和物品由消毒供应中心负责回收、清洗、消毒、灭菌和供应。

(3) 使用后的诊疗器械、器具与物品，在发热门诊先就地预处理，去除肉眼可见污染物，及时送消毒供应中心集中处理；无法及时送消毒供应中心的器械和物品，可使用器械保湿剂或及时进行初步清洗。

(4) 新使用的医疗器械与物品，应先了解材质与性能，选择合适的灭菌或消毒方法。

(5) 血压计、听诊器、输液泵等医疗用品处理同物体表面。

3. 疑似或确诊新冠肺炎患者诊疗器械、器具和物品的清洗与消毒：

可复用诊疗器械、器具和物品，去除可见污染物后，立即采用双层专用袋逐层密闭包装，做好标志，密闭运送至消毒供应中心集中进行处理；消毒供应中心可实行先消毒，再处理。也可以在使用后立即使用有消毒杀菌的医用清洗剂或1000mg/L含氯消毒剂浸泡30分钟，采用双层专用袋逐层密闭包装，做好标记，密闭运送至消毒供应中心集中进行处理。

4. 注意事项：

（1）首选机械清洗、消毒，手工清洗注意个人防护。

（2）注意医疗器械处理间的环境通风、清洁与消毒。

（3）防止运送中再污染。

（五）医疗废物管理

1. 遵循原则：应严格遵循国家颁布的《医疗废物管理条例》《医疗卫生机构医疗废物管理办法》《医疗废物包装物、容器标准和标识》《医疗废物分类目录》等相关法规和文件要求。

2. 感染防控要点：

（1）收集：医疗废物应放置在装有黄色垃圾袋的医疗废物桶中，禁止混入生活垃圾袋（黑色垃圾袋）中，医疗废物桶应加盖并有明显标识；锐器及时置于锐器盒中，避免扎伤。

（2）感染性隔离患者使用后的医疗废物需采用双层黄色医疗废物袋，分层封扎，做好标识；生活垃圾按照医疗废物处理。

（3）治疗室外使用后产生的医疗废物严禁入治疗室存放。

（4）医疗废物袋装量达 3/4 时，应扎紧袋口后放入医用废物暂存容器（转运箱）中；锐器盒装量达 3/4 时封口，转运时放入转运箱中，转运箱应加盖后扣紧环扣。

（5）医疗废物存放时间不超过 48 小时。

（6）医疗废物由医院专人、定时、定线、使用密封容器进行收集、运送，不污染环境。收集人员应做好必要的防护，如穿工作衣、戴手套等。每天运送结束后，应对运送工具进行清洁和消毒。

（7）医疗废物收集人员负责登记各部门产生的废物量，并请产生部门人员确认。

（8）暂存要求：医院集中存放医疗废物的房间必须上锁（或门禁），

避免流失，并粘贴明显的警示标识和禁止吸烟饮食的标识，有防漏、防鼠、防蚊蝇、防蟑螂、防盗、防儿童接触等安全措施；有上下水、洗手等设施。每天对环境进行清洁与消毒，有污染时立即消毒。

3. 疑似或确诊新冠肺炎患者医疗废物的管理：

（1）患者产生的生活垃圾与医疗废物均作为医疗废物处理。

（2）医疗废物收集桶应为脚踏式并带盖。

（3）医疗废物达到包装袋或者利器盒的3/4时，应当有效封口，确保封口严密。使用双层包装袋盛装医疗废物，采用鹅颈结式封口，分层封扎。

（4）盛装医疗废物的包装袋和利器盒的外表面被感染性废物污染时，应当增加一层包装袋。

（5）潜在污染区和污染区产生的医疗废物，在离开污染区前，应当对包装袋表面采用有效氯浓度为1000mg/L的含氯消毒液喷洒消毒（注意喷洒均匀）或在其外面加套一层医疗废物包装袋；清洁区产生的医疗废物按照常规的医疗废物处置。

（6）每天运送结束后，对运送工具进行清洁和消毒，可使用1000mg/L含氯消毒液擦拭消毒；运送工具被感染性医疗废物污染时，应当及时消毒处理。

（7）医疗废物宜在医疗机构集中暂存于相对独立区域，尽快交由医疗废物处置单位进行处置，做好交接登记。

4. 注意事项：

（1）锐器盒应符合国家标准，并严禁重复使用。

（2）医疗废物运送人员应做好个人防护。

四、医务人员职业暴露处置指引

（1）预防是职业暴露的最佳处置方式，目前主要是采取物理预防措施，包括保持社交距离，佩戴口罩，注意咳嗽礼仪、手卫生、环境清洁与消毒，及时通风及使用负压病房，早期发现和隔离患者。新冠肺炎尚缺乏暴露前预防措施（如疫苗）和暴露后预防措施（如预防性使用药物和血清抗体阻断发病等）。

（2）发热门诊制定新冠病毒感染职业暴露报告制度及处置预案。

（3）根据暴露风险评估选择恰当的处置方式。呼吸道暴露风险最高，血液、体液暴露及皮肤暴露风险较低，血液、体液暴露须同时考虑经血传播疾病风险。

（4）呼吸道暴露处置，具体如下：

①常见呼吸道暴露：缺乏呼吸道防护措施、呼吸道防护措施破坏（如口罩脱落）、使用无效呼吸道防护措施（如不符合规范要求的口罩）时与新冠肺炎患者或无症状感染者密切接触；新冠病毒环境污染的手接触口鼻或眼结膜等。

②呼吸道暴露后的处置措施如下：

发生呼吸道暴露后，应尽快脱离暴露现场或立即佩戴合格口罩脱离暴露现场。

脱离暴露现场后尽快报告院感办，仍未佩戴口罩者尽快佩戴合格口罩。

院感办接到报告后及时评估暴露风险。若暴露源患者被确定为新冠病毒感染者则感染风险较高；发热门诊有新冠病毒感染者存在时，感染风险较高，否则风险较低。

院感办及时为高风险暴露者指定隔离地点实施单间隔离，暴露者应佩戴口罩。

高风险暴露者单间隔离 14 天，禁止离开隔离区。其间若被诊断为新冠肺炎病例或无症状感染者，则应转送至定点医疗机构。

暴露源患者诊断尚未明确的，应尽快明确诊断。若暴露源患者排除新冠病毒感染，暴露者可解除隔离。

（5）血液体液暴露时的紧急处置，具体如下：

①发生血液体液喷溅污染皮肤时，即刻至潜在污染区用清水彻底清洗干净，用75%乙醇或碘伏擦拭消毒，再用清水清洗干净。护目镜或防护面屏或口罩被污染时，即刻至潜在污染区及时更换；污染眼部时，即刻至潜在污染区用清水彻底清洗干净。防护服、隔离衣、手套等被污染时，及时至缓冲间更换。

②发生针刺伤时，先就近脱去手套，从近心端向远心端轻柔挤压受伤手指挤出受伤部位血液，流动水冲洗，75%乙醇或碘伏消毒刺伤部位，戴清洁手套，然后按血液体液暴露常规处理。

五、新冠肺炎疑似或确诊死亡患者处置指引

（一）基本流程

（1）疑似或确诊患者死亡后，要尽量减少尸体移动和搬运，由经培训的工作人员在严密防护下及时处理。

（2）用有效氯浓度为3000～5000mg/L的含氯消毒剂或0.5%过氧乙酸的棉球或纱布填塞尸体口、鼻、耳、肛门、气管切开处等所有开放通道或创口；用浸有消毒液的双层布单包裹尸体，装入双层尸体袋中，由专用车辆直接送至指定地点尽快火化。

（3）死亡患者留观期间使用的个人物品经消毒后，方可由家属带回家。

（二）工作人员个人防护

（1）处置患者尸体的医务人员按照要求穿戴工作服、一次性工作帽、医用防护口罩、一次性隔离衣/医用防护服、一次性鞋套、乳胶手套、护

目镜/防护面屏等。

（2）医务人员应按照医疗机构规定的防护用品穿脱流程在指定的区域穿脱防护用品，并进行个人卫生处置。

第三节　标准操作规程

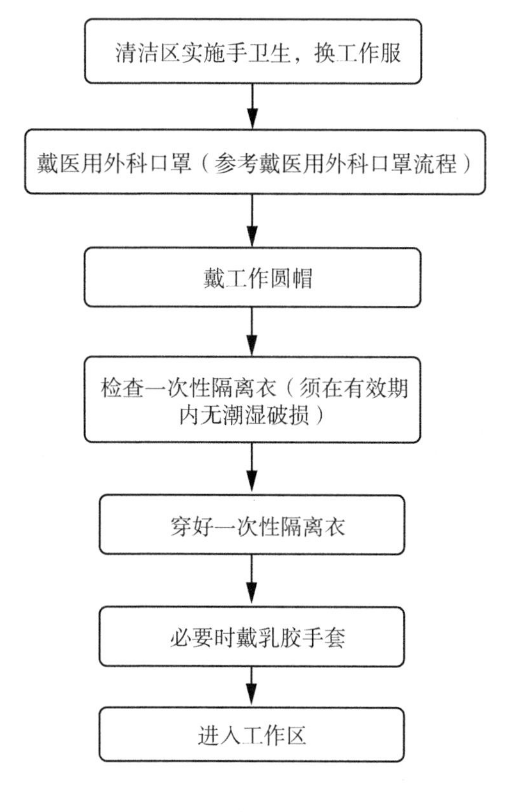

穿戴一级防护用品流程图

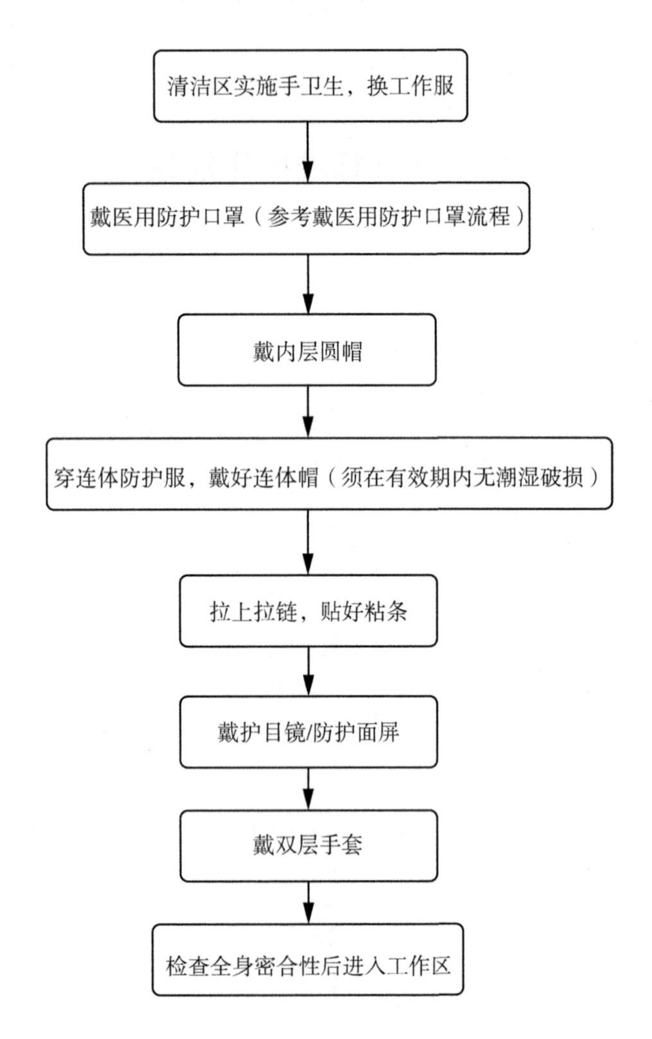

穿戴二级防护用品流程图

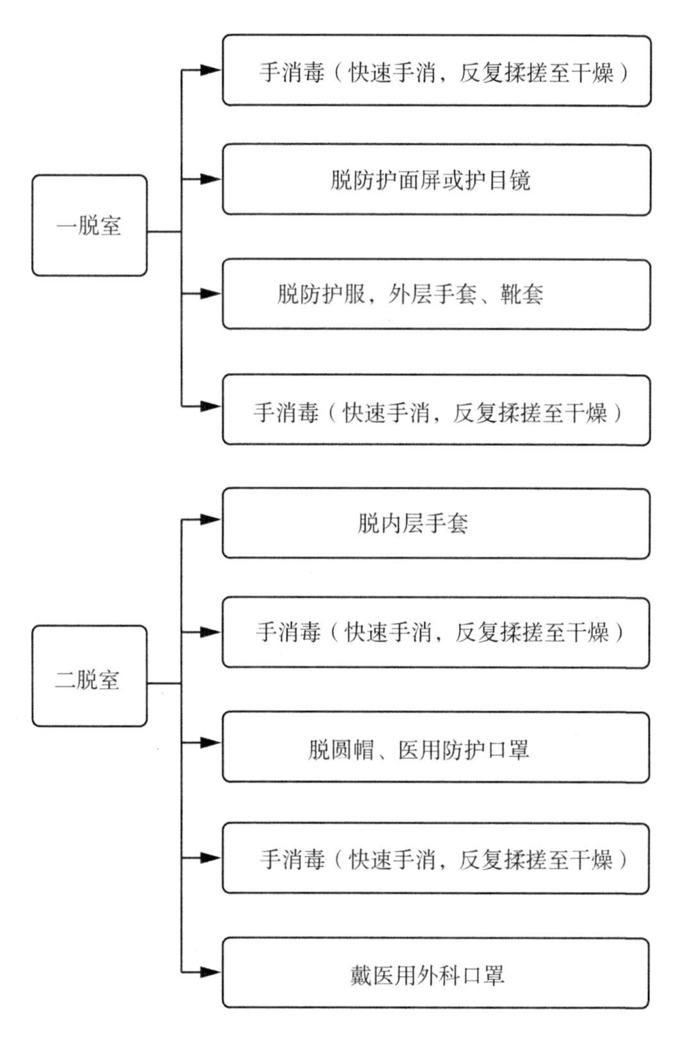

工作人员脱防护服流程图

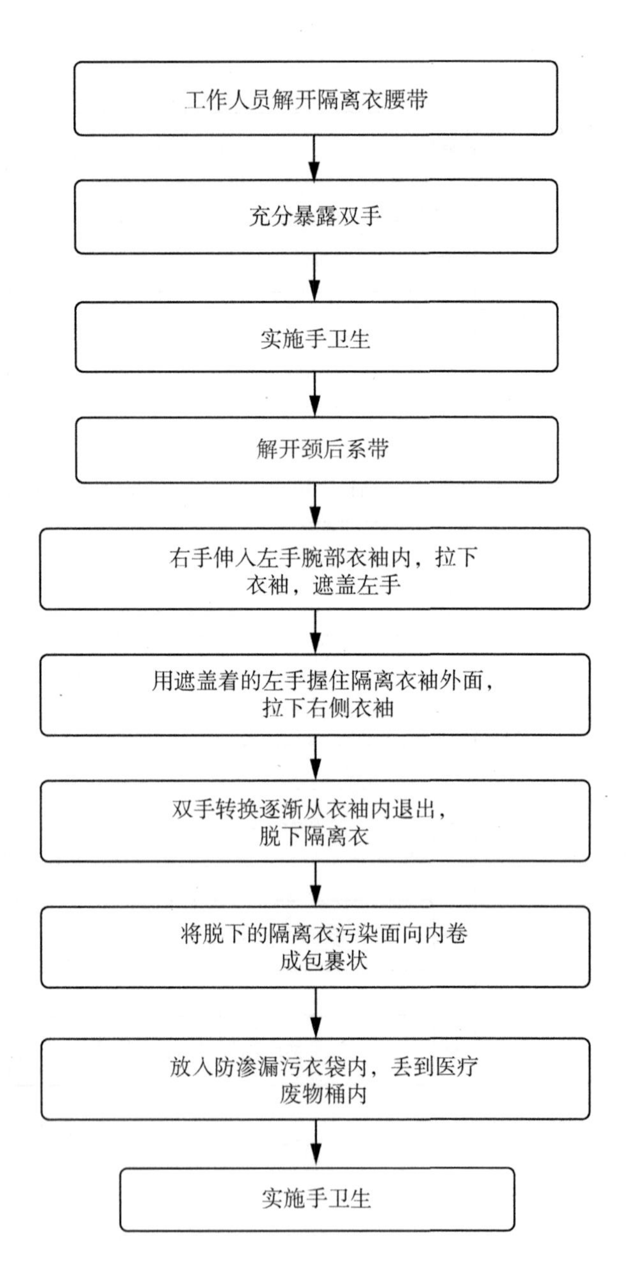

工作人员脱隔离衣流程图

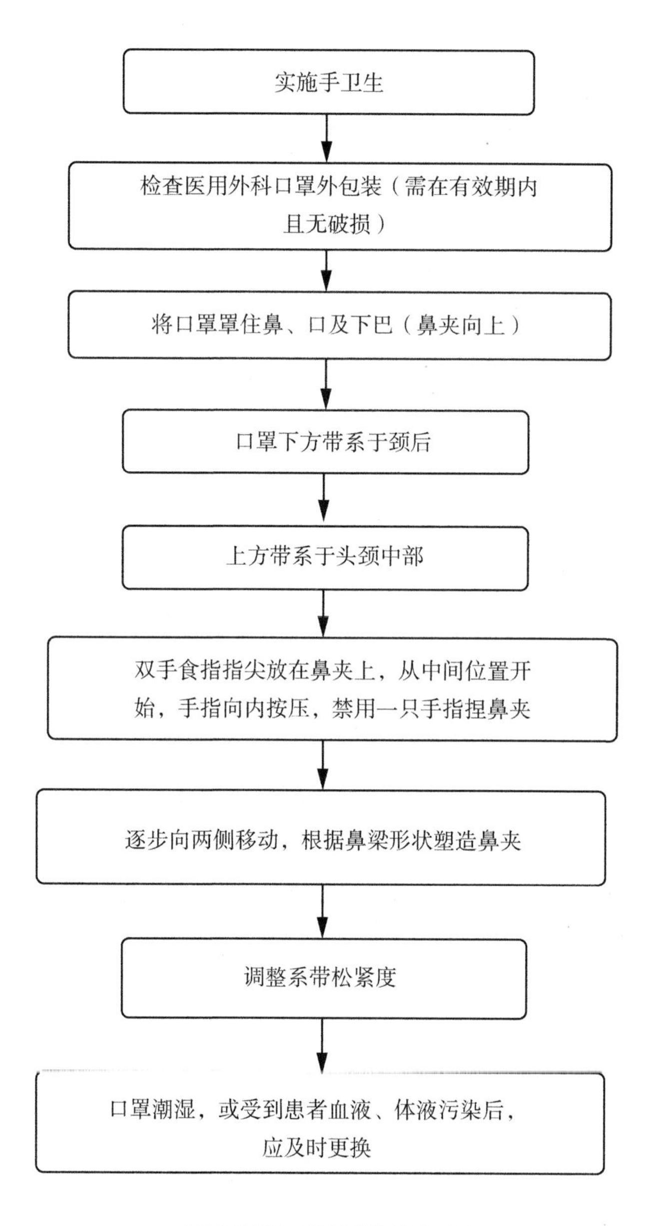

医用外科口罩佩戴流程图

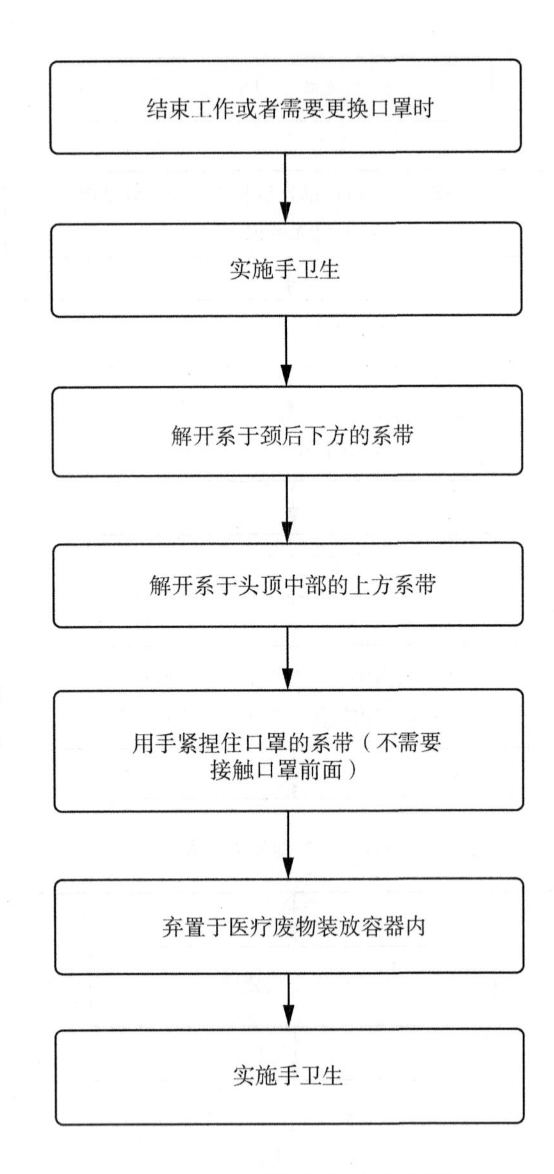

医用防护口罩的佩戴流程图

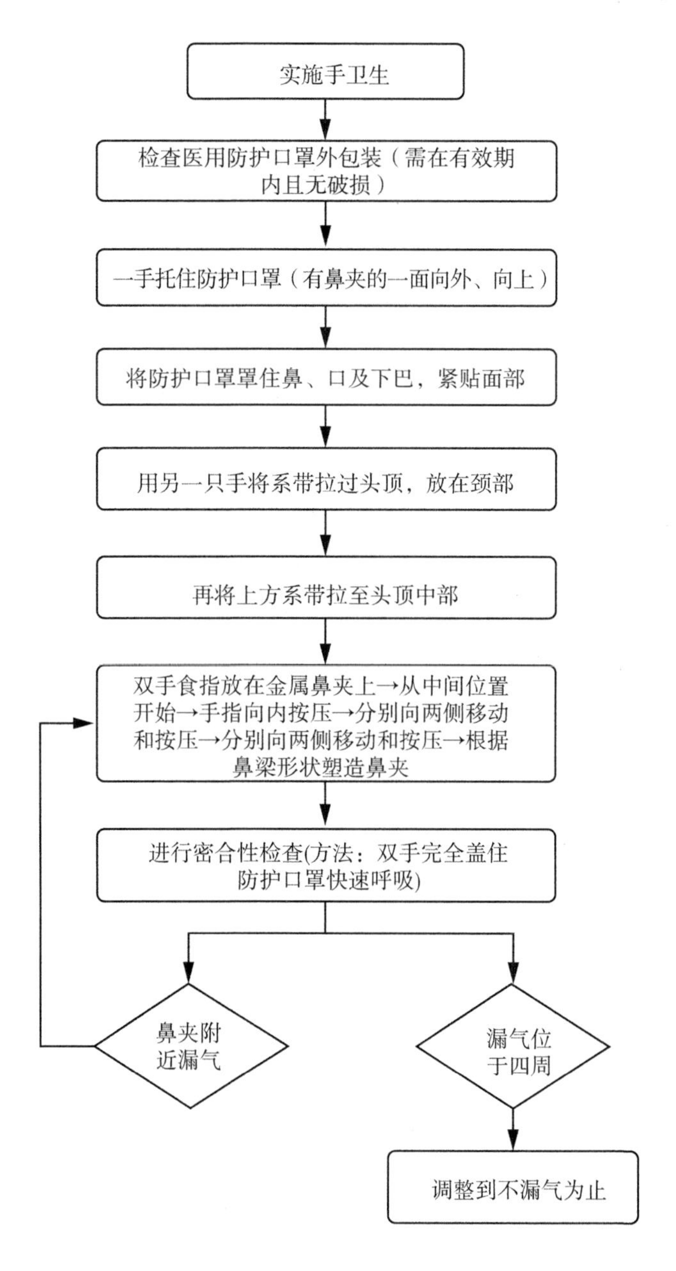

医用外科口罩/医用防护口罩摘除流程图

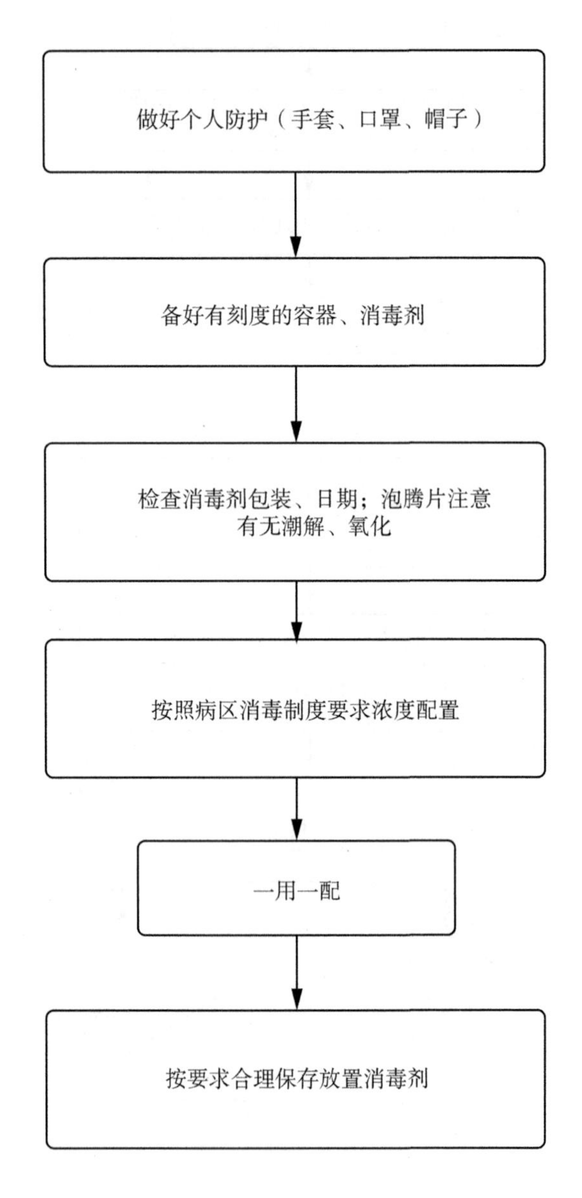
做好个人防护（手套、口罩、帽子）
备好有刻度的容器、消毒剂
检查消毒剂包装、日期；泡腾片注意有无潮解、氧化
按照病区消毒制度要求浓度配置
一用一配
按要求合理保存放置消毒剂

消毒液配置流程图

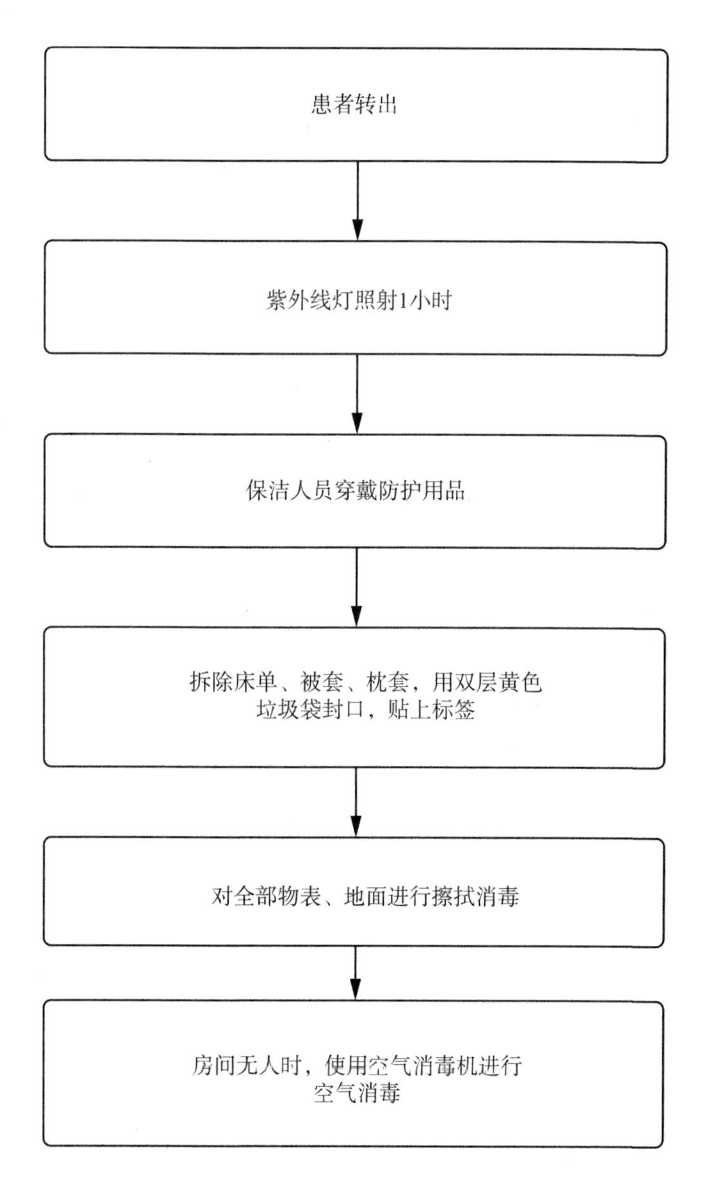
患者转出
紫外线灯照射1小时
保洁人员穿戴防护用品
拆除床单、被套、枕套，用双层黄色
垃圾袋封口，贴上标签
对全部物表、地面进行擦拭消毒
房间无人时，使用空气消毒机进行
空气消毒

留观室终末消毒流程图

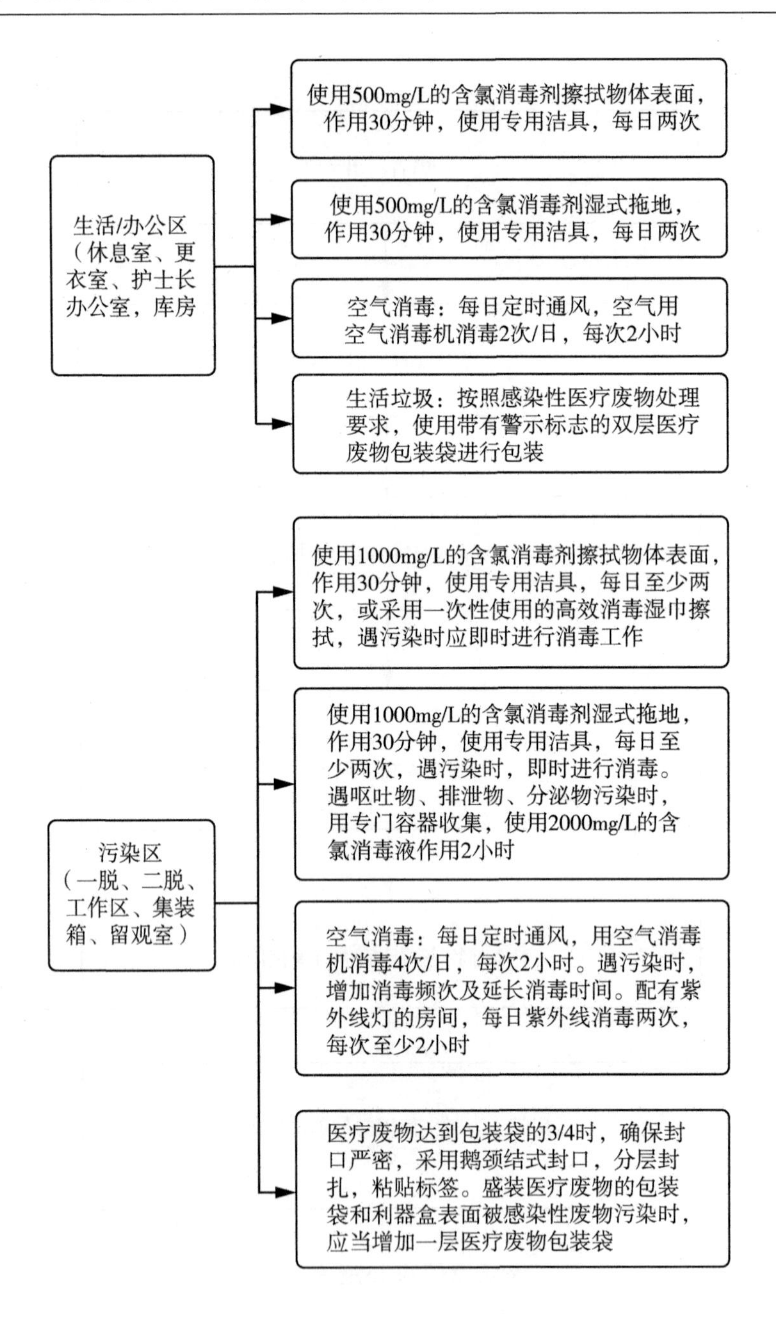

发热门诊日常消毒流程图

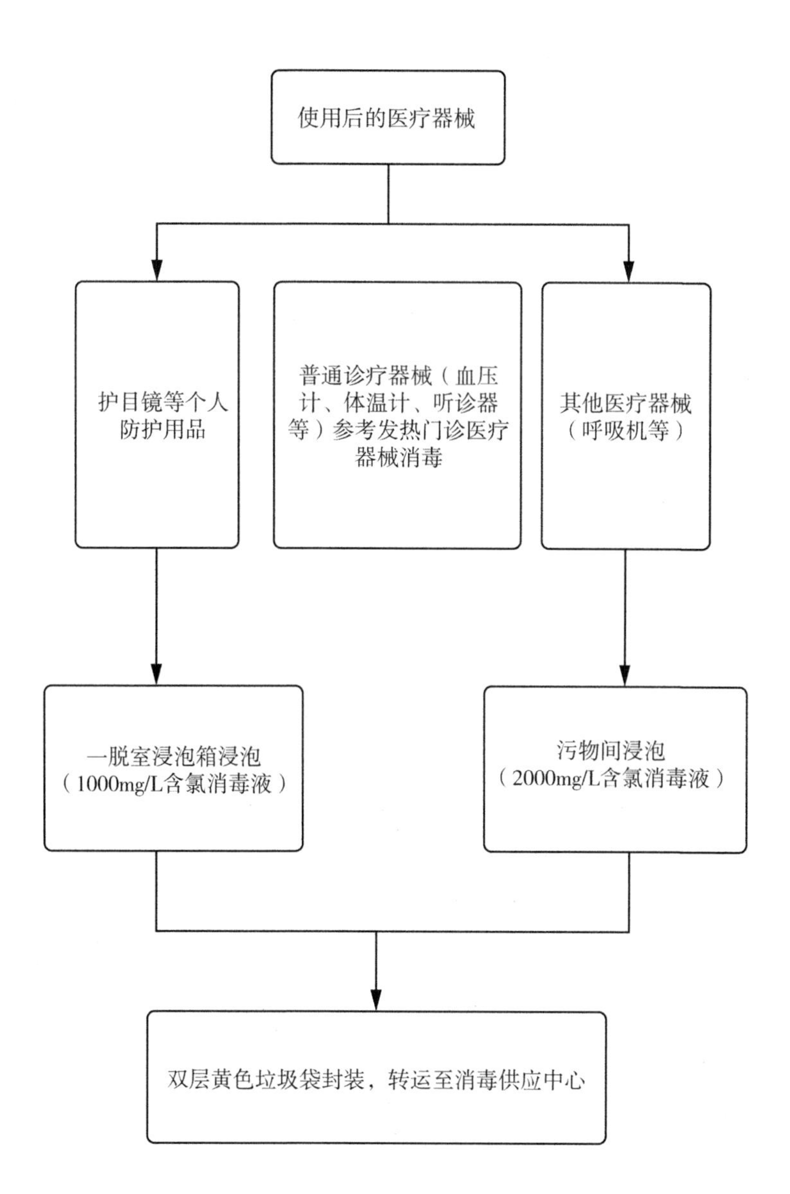

重复使用医疗器械消毒流程图

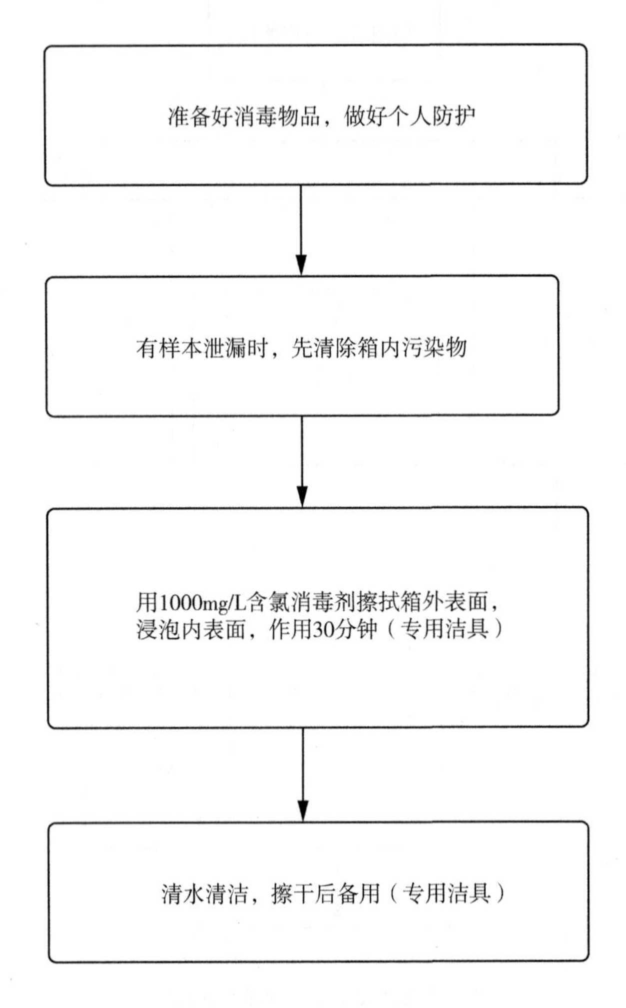
准备好消毒物品，做好个人防护
有样本泄漏时，先清除箱内污染物
用1000mg/L含氯消毒剂擦拭箱外表面，
浸泡内表面，作用30分钟（专用洁具）
清水清洁，擦干后备用（专用洁具）

标本暂存箱消毒流程图

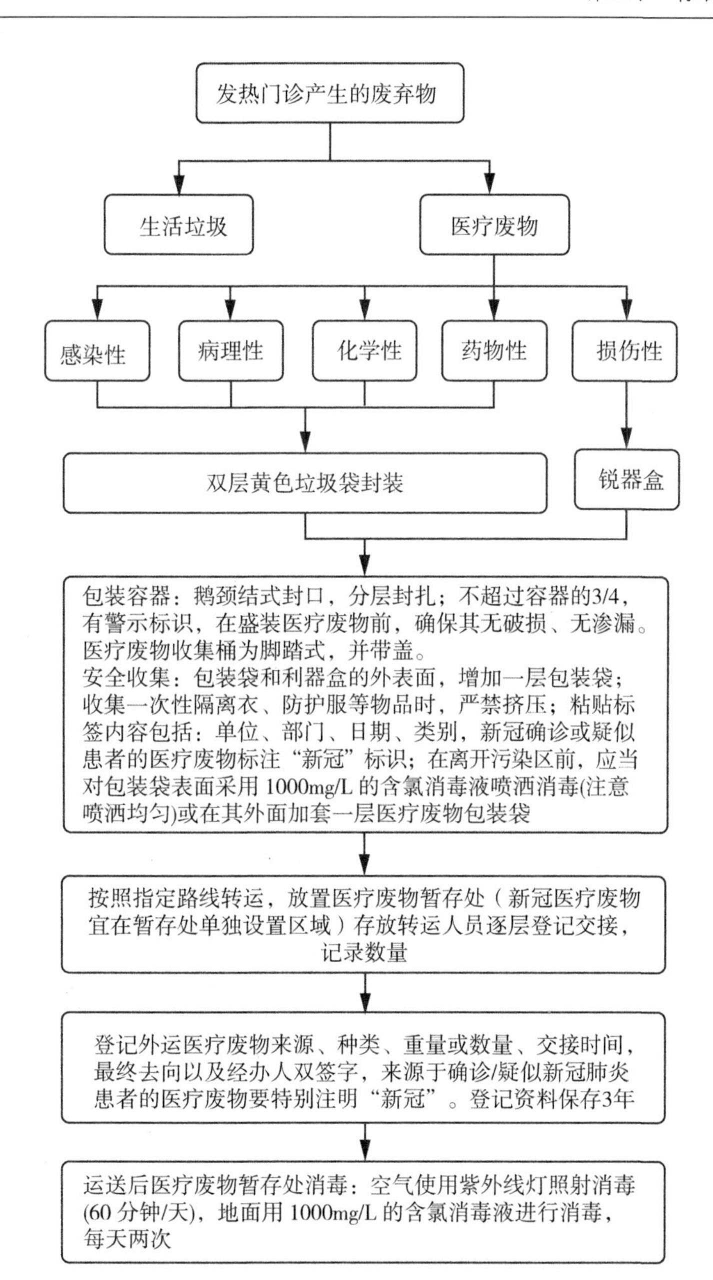

发热门诊医疗废物处理流程图

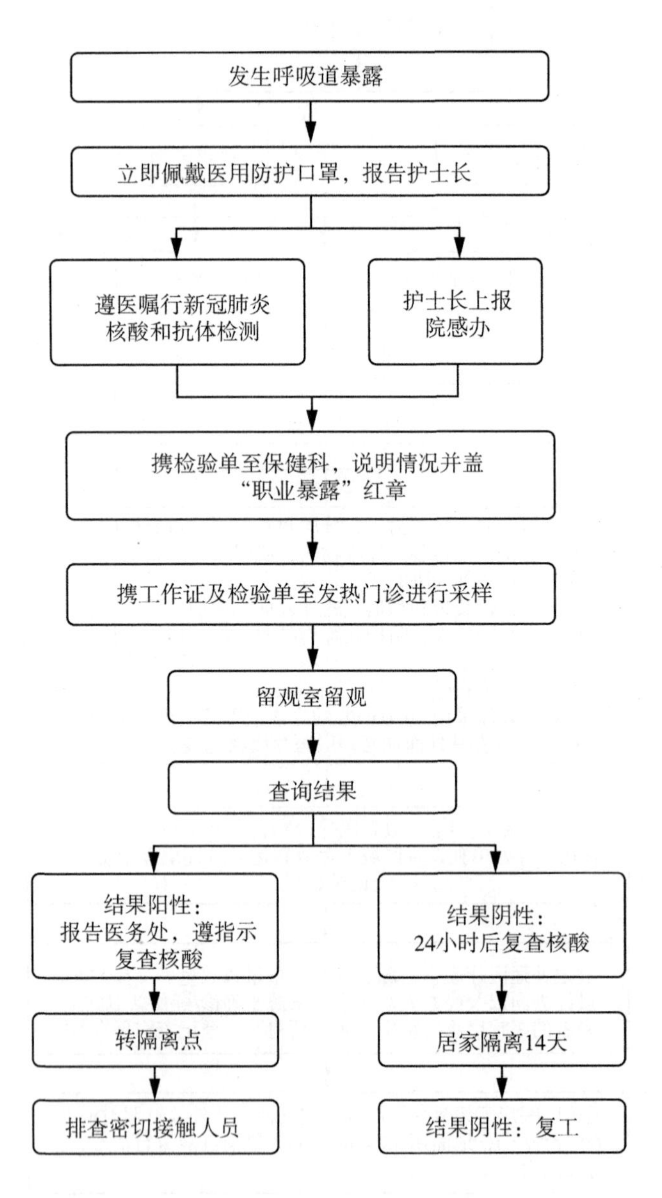

医务人员发生新冠肺炎呼吸道暴露处置流程图

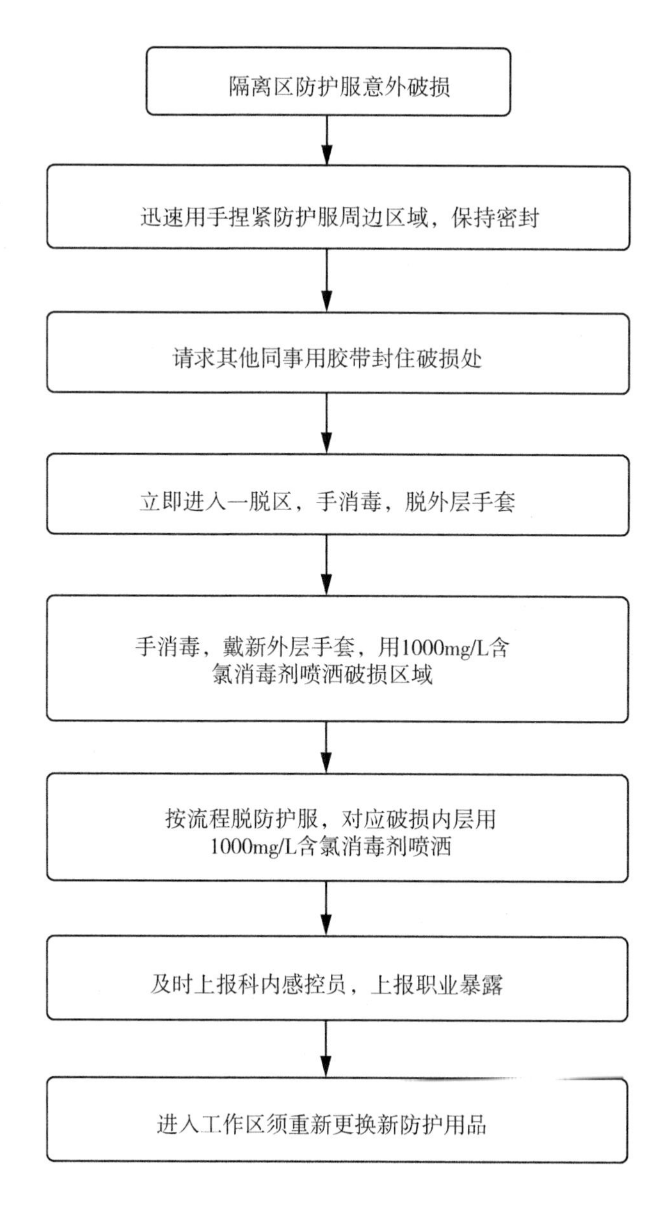

防护服破损应急处置流程图

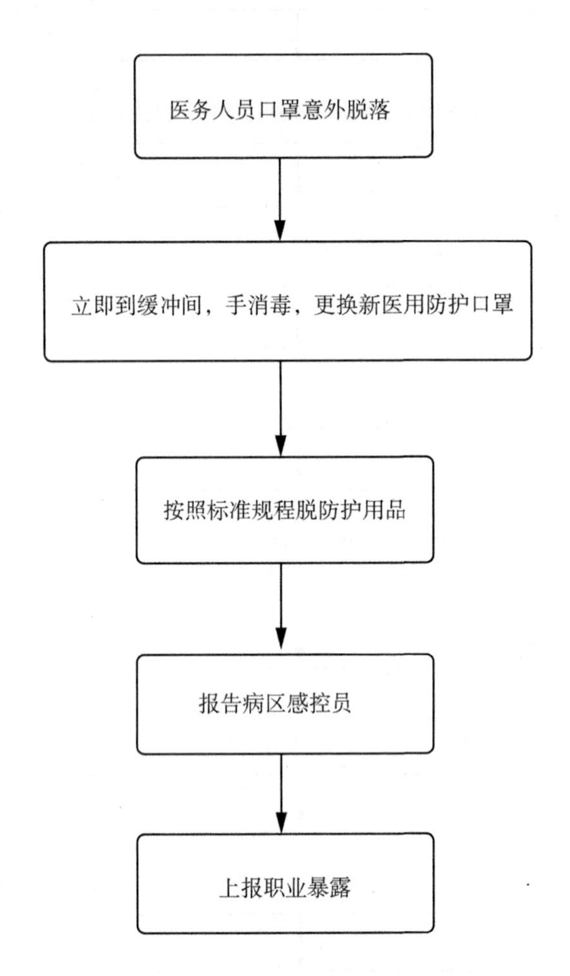

医务人员口罩脱落应急处置流程图

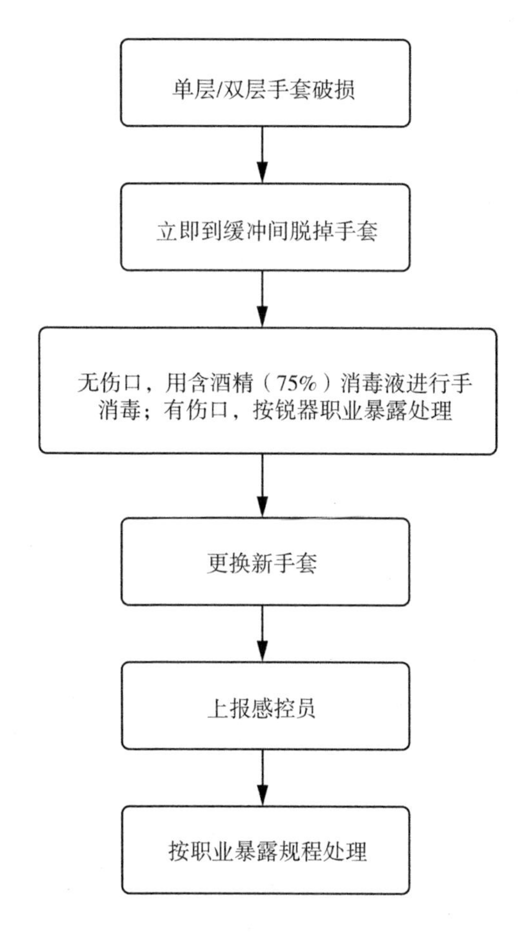

手套破损应急处置流程图

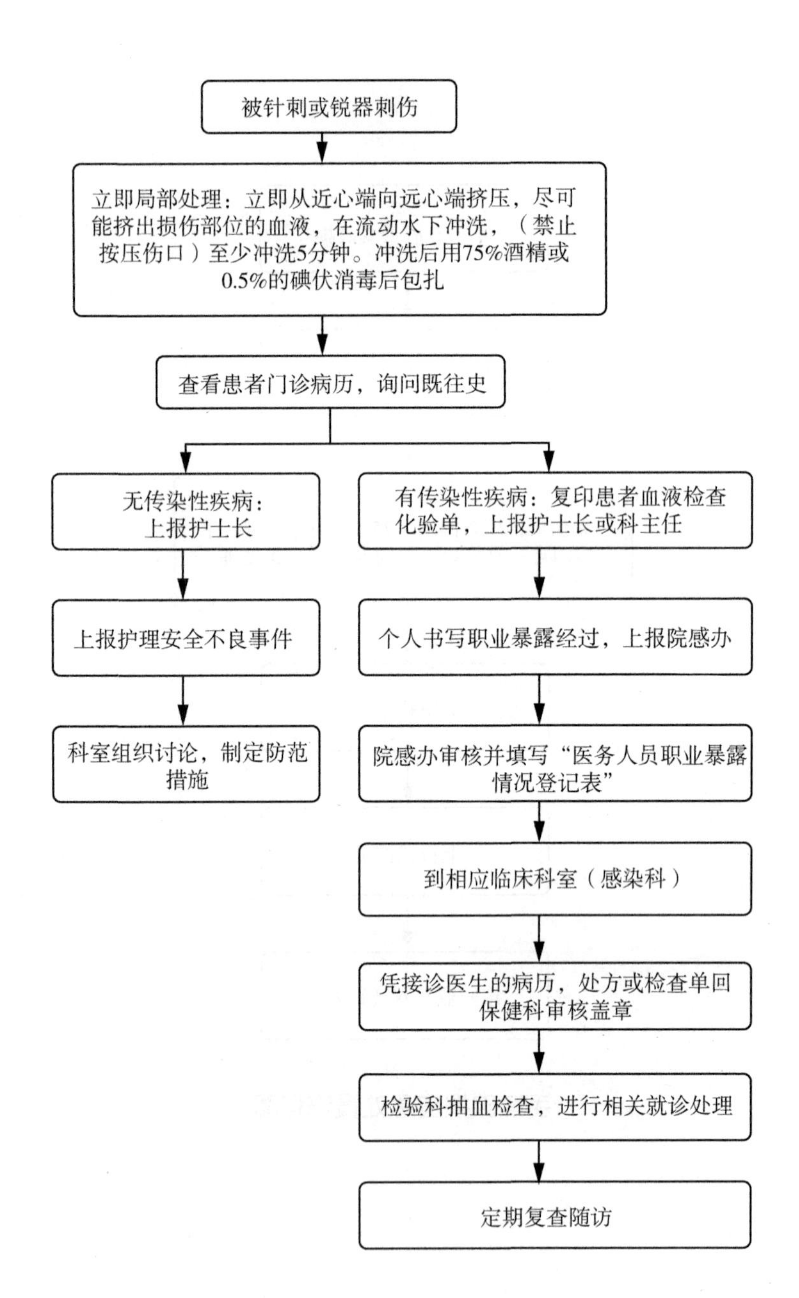

针刺或锐器刺伤应急处置流程图

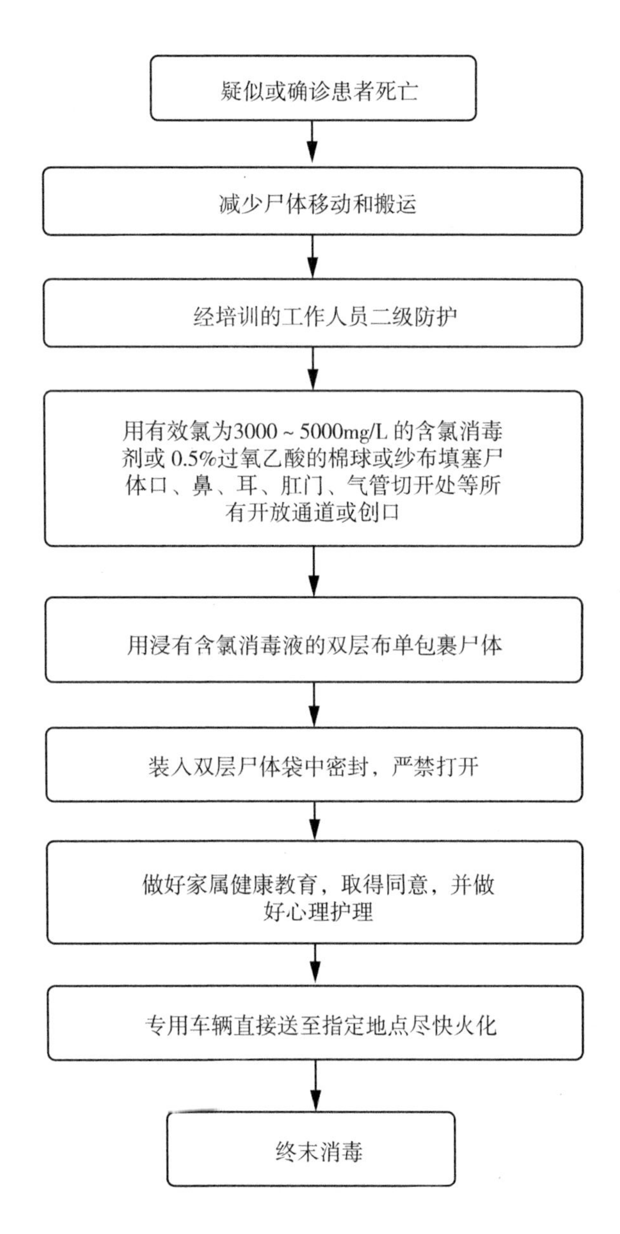

疑似或确诊新冠肺炎患者死亡处理流程图

第五章 发热门诊护理工作管理制度

第一节 发热门诊工作制度总则

1. 发热门诊应为独立区域，与其他病区相隔离，并保持一定距离，且有醒目的标识，并有严格的分区及工作人员、患者的通道。

2. 建立健全各项规章制度，认真执行《传染病防治法》的有关规定。

3. 发热患者挂号前，一律进行体温测定，体温高于37.3℃，继续问诊伴随症状，如初步排除相关专科疾病，一律详细登记患者住址信息及联系方式，安排至发热门诊就诊。对可疑患者，应按要求组织专家会诊，必要时留院隔离观察。如为疑似患者，则按规定方法转运定点医院隔离治疗。

4. 发热门诊的医生、护士必须认真执行分诊工作，对患者做好流行病史的询问和登记，不得漏诊、误诊。

5. 发热门诊严格执行疫情报告制度，对疑似患者或确诊患者按规定及时上报，严禁漏报、缓报、隐瞒不报。

6. 发热门诊布局合理，并设医生办公室、护士办公室及防护用品备用室。

7. 发热门诊严格执行手卫生及各种消毒措施，认真做好医务人员的防护工作。注意环境卫生，保持空气流通，定期空气消毒和检测。实行医务人员定期轮换制度，以保证良好的身体状态和充足的工作精力。

8. 发热门诊工作人员认真做好各项工作，绝不允许推诿、敷衍患者。

第二节 护理人员准入制度

1. 必须通过护士执业资格考试和护士执业注册，取得《护士执业证书》的护士方能独立承担护理工作。

2. 护理进修人员必须具有护士执业资格，来医院进修学习需持有效执业资格证书。

3. 必须掌握发热门诊关于院感、防护、诊疗相关的基础理论知识和留观室留观患者的护理经验，熟练掌握分诊、各类标本采样、输液及危重患者的抢救操作技能。

4. 新入职工按要求完成岗前培训，在发热门诊完成至少 1 个月的专科专项培训，经发热门诊护士夜班准入和发热门诊危重症抢救及护理准入制度考核合格后方可独立上岗。

5. 掌握发热门诊工作制度、岗位职责、工作流程。

6. 掌握发热门诊常见疾病的护理常规、并发症的观察和护理，以及急危重症患者抢救技术，熟练掌握专科仪器、设备的使用及维护。

7. 具备高度的责任心和慎独精神，独立工作能力强，能对专科患者进行有效的健康教育指导。

8. 具有较强的病情综合分析能力，善于运用逻辑思维发现工作问题，处理问题。

第三节　发热门诊护士岗位核心能力要求

护士岗位核心能力包括专业基础能力、专科技能、应急处理与抢救能力、教育与培训能力、综合管理能力。

一、专业基础能力

1. 掌握病区布局、环境与物品、仪器的放置及使用要求。

2. 掌握并遵守护理工作制度，应用护理工作流程履行相应岗位职责。

3. 掌握发热门诊相关专科常见病的病因、临床表现、护理常规或常见检查等相关知识。

4. 熟悉发热门诊的医院感染预防与控制原则。

5. 正确执行常规标本采集及安全存放的流程。

6. 能快速识别常见的传染性、危重症患者类型，准确分诊。

7. 正确收集病史资料，并能独立完成患者护理文件书写。

二、专科技能

1. 掌握发热门诊专科护理，如穿脱防护用品、静脉采血、咽拭子采集、静脉输液等的技术操作。

2. 掌握发热门诊常用仪器，如心电监护仪、心电图机、微量泵、呼吸机、血糖仪、除颤仪等的功能和使用方法。

3. 熟悉发热门诊常用药物的配置方法、浓度计算、不良反应及药物配伍禁忌，并掌握观察要点。

三、应急处理与抢救能力

1. 掌握急救车的药品和急救物品的放置及药物的名称、剂量及用途。

2. 掌握常用急救技术及各种抢救设备、物品和药品的管理。

3. 能熟练操作各急救仪器与设备，如呼吸机、除颤仪、简易呼吸器、电动吸引器等，并掌握各类仪器的消毒与保养。

4. 掌握发热门诊常见急危症病人的急救程序，协助医生参与心肺复苏、休克等危重症患者急救。

5. 掌握检验危急值及处理流程，各类抢救护理记录要求及时、准确、规范。

四、教育与培训能力

1. 参加继续教育学习，强化各科基础知识。

2. 掌握培训护士健康教育水平和能力。

3. 定期组织业务学习、操作培训、应急预案培训及演练、护理查房、疑难病例讨论。

4. 定期理论操作考核。

5. 定期组织读书报告会，提升护理科研能力。

五、综合管理能力

1. 参与各岗位、各区域管理工作，培养管理能力。

2. 实行三级质控督导，做到人人参与。

3. 参与发热门诊物资管理，如急救药品、物品、设备等的管理工作。

4. 参与各项护理制度、职责、流程、应急预案的制定与培训。

5. 定期开展质量分析会，提升发现问题、解决问题的能力。

第四节　护理排班管理制度

遵循以患者为中心的服务宗旨，为了科学、合理、有效地使用人力资源，保障患者安全，满足患者需求，保证护理质量，各岗位护理单元实施责任制整体护理，优化排班模式，履行优质护理职责。

1. 发热门诊实行弹性排班，采取 AN（二班制）排班方式。护士长排班应遵循科学、合理、公平、省力、安全的原则，每周必须完成医院规定的工作时数。

2. 护士长在周五前向护理部提交下周电子排班，护理部做好监控和指导；纸质排班中需体现责任制整体护理及弹性排班。

3. 按责任制整体护理要求，护士长应根据门诊工作需要，根据患者看诊及实际需求，结合护士的资质能力、工作经验及意愿进行分层次排班分工，并按照护理部相关规定选择规律排班模式。

4. 责任护士整体包干所管区域：每天上班人员，除护士长外，其他护士均为责任护士，按不同层级分管不同的区域，保证平均分管。

5. 保障不同时段，特别是特殊时段重点环节护理人员的配备，减少交接班次数，保证护理的连续性。

6. 特殊情况下，如标本采集、留观患者多、有病重需抢救患者、护士工作量突然增加等，应实行弹性排班。在节假日，护士长应酌情安排备班人员，并随叫随到。

7. 若班已排好，无特殊情况，护士不得随意改动。护士如有特殊情况需调班，应及时向护士长请示，由护士长按相应的年资给予合理的调整，本人不得随意调班或请人代班。

8. 合理安排护士休假，同一护理单元原则上不能让同级别 2 名及以上护理人员同时休假，人员紧张时不得安排休假，以保证发热门诊护理工作的正常运转。

第五节　护理人员值班管理制度

1. 发热门诊实行 24 小时值班制度。

2. 值班护士必须立足本职，服从护士长排班，坚守岗位，履行职责，在岗期间不做与工作无关的私事，不得随意换班、擅自脱岗或请人代班，如有特殊情况，应报告病区负责人，请其妥善安排。

3. 护士值班时，应规范着装，热情、礼貌地接待患者及家属。

4. 准时交接班，接班者一般提前 15 分钟到岗。在接班人员未到之前，交班人员不得离开岗位；交班者必须交代清楚方可离开，接班人员负责所有交接后的责任。

5. 值班人员应严格遵照医嘱和各班工作职责，按疾病护理常规对患者进行护理。严格执行交接班制度、查对制度及操作规程，认真完成当班工作。

6. 值班护士应按分级护理要求，主动巡视患者，动态观察患者病情变化及检查结果，发现异常，应及时报告医生，配合处理。

7. 负责本班所管区域的整洁及安全保障工作，严禁收留外来人员在值班室住宿。

8. 护士及时解答患者提出的疑问。如遇重大抢救及特殊事件，应按抢救及特殊事件报告处理制度执行。

第六节　护理核心制度

一、护理查对制度

（一）门诊医嘱查对制度

1. 医生开立医嘱后打印检查单，两名护士核对检查单与电子医嘱核对无误后，执行医嘱，打印条码及回执单。

2. 医嘱经两名护士双人查对无误后方可执行，科室每日夜班总的查对医嘱一次，并有记录，查对者双人签名。护士长每周参与全面核对医嘱一次。

3. 执行医嘱或进行处理时，应进行“三查七对”。

4. 双人核对无误后，进行采样，填写标本收取登记表，并签署执行时间和姓名。

5. 在一般情况下，护士不执行口头医嘱。遇抢救患者执行口头医嘱时，执行者必大声复述一遍，与医生核对药物无误后执行，并保留安瓶至抢救结束，做好记录。抢救结束 6 小时内，护士应及时在医师补录的医嘱上签上执行时间和姓名。

6. 对有疑问的医嘱，必须询问清楚后方可执行；对日常的口头医嘱，医嘱不全、医师未签名，或未注明使用时间、剂量、用法的医嘱不执行。

（二）服药、注射、输液查对制度

1. 服药、注射、输液时必须严格执行“三查七对一注意”。三查：操作前、操作中、操作后查对；七对：核对床号、姓名、药名、浓度、剂量、用法、时间；注意：观察用药后疗效和不良反应。

2. 严格执行操作规程。领取、清点和使用药品前，要仔细检查药品质量是否完好，标签是否清晰，是否在有效期内，检查药品是否有变质、混浊、沉淀、有絮状物等现象，如出现任何一项，则不得使用。严禁使用过期药品。

3. 配置药品前后，必须经双人核对，并在输液单上标明配药时间、配药人，核对人方可执行。

4. 给药前，应详细询问过敏史，按医嘱做药物过敏试验。

5. 使用毒、麻、限、剧药物时，必须经 2 人核对，用后保留安瓿交回药房，并做好记录。

6. 多种药液同时应用时，注意有无配伍禁忌。

7. 发药、注射时，患者如提出疑问，应及时检查，核对无误后方可执行。

8. 口服摆药必须经双人核对无误后方可发药，并协助患者服药到口。

9. 续加液体时，护士应采取开放式核对法，核对患者无误后方可执行，并填写执行时间、输液滴数、执行者签名。输液完毕保留治疗单 2 年。

10. 严格按医嘱给药。

（三）输血查对制度

1. 抽血交叉配血查对制度：

（1）护理人员接到临床输血申请单后，必须核对患者的姓名、性别、年龄、科室、床号、门诊号、诊断和输血治疗知情同意书。

（2）抽取血型交叉配血试验标本时，必须有 2 名护士（夜间一人当班时与值班医生）到患者的床边，按照输血申请单共同核对姓名、门诊号后方可抽血。同时有 2 名以上患者需备血时，必须严格遵守“一人一次一管”的原则，应逐一分别采集血标本，严禁同时采集 2 名患者的血标本。

（3）必须在采血管上贴上条形码标签，填写患者的姓名、科室、床号、采集时间，字迹清晰无误，便于核对。

（4）抽血时若有疑问，应与高年资医护人员重新核对，不得在错误的申请单、标签上直接修改，应重新填写申请单及标签。

（5）血标本与输血申请单由医护人员或专职人员送交输血科，双方进行逐项核对后签收登记。

2. 取血查对制度：

（1）配血合格后，由护理人员或专职人员到输血科取血。

（2）取血和发血的双方必须共同核对患者的姓名、性别、年龄、科室、床号、住院号、血型、血袋号、血液有效期、血液外观、外包装及交叉配血试验结果等，准确无误，双方共同签名后方可发出。

3. 输血查对制度：

（1）输血前，由 2 名护士（夜间一人当班时与值班医生）按照“三查八对”标准（三查：查对血液的质量、血液的有效期、输血装置是否完好；八对：核对患者的床号、姓名、门诊号、血袋号、交叉配血实验结果、血型、血液的种类、血量），严格查对输血记录单及血袋标签上的各项内容，检查血袋有无破损渗漏、血液颜色是否正常；检查所用的输血器及针头是否在有效期内。

（2）输血时，由 2 名护士（夜间一人当班时与值班医生）携带病历共同到患者床边核对患者的科室、床号、姓名、性别、年龄、门诊号、血型等，确认与输血记录单相符，再次核对血液后，用标准的输血器进行输血，观察 5 分钟后，患者无不适方可离开，随后密切巡视患者有无输血反应。

（3）输血核对内容记录于《临床输血核对、护理记录单》上。

二、分级护理制度

1. 凡患者在发热门诊留观期间，均应根据患者病情和生活自理能力，确定并实施不同级别的护理，并根据患者的情况变化进行动态调整。

2. 护士应根据患者的护理级别和医师制订的诊疗计划，为患者提供基础护理服务和护理专业技术服务。

3. 根据《中华人民共和国卫生行业标准》，分级护理分为四个级别：特级护理、一级护理、二级护理和三级护理。

（一）特级护理

1. 病情依据：具备以下情况之一的患者采用特级护理：

（1）维持生命，实施抢救性治疗的重症监护患者。

（2）病情危重，随时可能发生病情变化，需要进行监护、抢救的患者。

（3）各种复杂或大手术后、严重创伤或大面积烧伤的患者。

2. 护理要求：

（1）严密观察患者病情变化，监测生命体征。

（2）根据医嘱，正确实施治疗、给药措施。

（3）根据医嘱，准确测量出入量。

（4）根据患者病情，正确实施基础护理和专科护理，如口腔护理、压疮护理、气道护理及管路护理等，实施安全措施。

（5）保持患者的舒适和功能体位。

（6）实施床旁交接班。

（二）一级护理

1. 病情依据：具备以下情况之一的患者采用一级护理：

（1）病情趋向稳定的重症患者。

（2）病情不稳定或随时可能发生变化的患者。

（3）手术后或者治疗期间需要严格卧床的患者。

（4）自理能力重度依赖的患者。

2. 护理要求：

（1）每小时巡视患者，观察患者病情变化。

（2）根据患者病情，测量生命体征。

（3）根据医嘱，正确实施治疗、给药措施。

（4）根据患者病情，正确实施基础护理和专科护理，如口腔护理、压疮护理、气道理及管路护理等，实施安全措施。

（5）提供护理相关的健康指导。

（三）二级护理

1. 病情依据：具备以下情况之一的患者采用二级护理：

（1）病情趋于稳定或未明确诊断前，仍需观察，且自理能力轻度依赖的患者。

（2）病情稳定，仍需卧床，且自理能力轻度依赖的患者。

（3）病情稳定或处于康复期，且自理能力中度依赖的患者。

2. 护理要求：

（1）每2小时巡视患者，观察患者病情变化。

（2）根据患者病情，测量生命体征。

（3）根据医嘱，正确实施治疗、给药措施。

（4）根据患者病情，正确实施护理措施和安全措施。

（5）提供护理相关的健康指导。

（四）三级护理

1. 病情依据：具备以下情况的患者采用三级护理：

病情稳定或处于康复期，且自理能力轻度依赖或无需依赖的患者。

2. 护理要求：

（1）每3小时巡视患者，观察患者病情变化。

（2）根据患者病情，测量生命体征。

（3）根据医嘱，正确实施治疗、给药措施。

（4）提供护理相关的健康指导。

三、护理值班、交接班制度

（一）值班、交班制度

1. 门诊护士实行三班或二班轮流值班制，值班人员应严格遵守和服从护士长安排，坚守岗位，履行职责，保证各项治疗护理工作准确及时地进行。

2. 护士长在交班前，应检查医嘱执行情况和留观患者记录，重点检查危重患者护理落实情况，并合理安排护理工作。

3. 严格执行交接班制度。各班每次要按时参加交接班。交班前，值班护士应完成本班的各项工作，写好病例报告、护理记录和交班记录，处理好用过的物品。交班者对本班没有完成的各项治疗、处置、特殊检查及病情观察必须向接班者交代清楚，并按规定为下一班做好工作准备。接班护士提前 5~10 分钟到门诊，了解所管患者病情，在接班时重点掌握所管患者的病情变化及治疗。

4. 科室建立交班本，包括留观室交班报告本和财产、仪器交接班本，交班者按项目填写清楚，向接班护士交代清楚后方可下班。在交、接班中若发现病情、治疗、仪器等交代不清，应立即查问。凡接班时发现问题，应由交班者负责，若接班后发现问题，则由接班者负责。

5. 交班方法及要求：

（1）晨会集体交接班：时间为 15~20 分钟，由护士长主持，集体站立交接班，参加人员必须按规定着装，严肃认真，夜班护士使用普通话熟练地报告发热门诊 24 小时患者动态情况及病情变化。交班内容包括接诊总人数、当日留观患者总数、转科人数、核酸确诊或疑似人数。电子交班、纸质交班、床边交班。晨会中护士长可安排讲评、提问及讲课，布置当日工作重点及应注意改进的问题。

（2）财产、仪器、药品交接班：

①建立定期清点、检查、登记制度，记录时间、班次、数量、清点人。

②一般药品实行定时清理，确保无过期、变质药品。

③病房财产、仪器、药品应定人负责管理，如有外借、丢失、损坏情况，应记录，并及时向护士长汇报。

④医疗急救仪器有专人管理，定期检查，保持性能良好，每班认真交接班。

（二）排班原则及要求

1. 满足患者需要，均衡各班工作量，配备不同数量的护士，满足发热门诊岗位需求。

2. 保证护理质量，适当搭配不同层次护理人员，最大限度发挥不同年资、不同职称护理人员的作用。

3. 遵守公平的原则，保证护理人员休息，尽量满足护理人员的学习时间及特殊需要。

4. 节约人力，排班具有弹性，采用APN和AN排班方式，紧急情况时适当调整。

四、护理病历书写基本规范及管理制度

随着医疗卫生管理法律、法规和各项规章制度的逐步健全，护理文件被列为具有法律效应的客观病历之中。因此，加强护理文件书写的管理具有重要意义。护理病历书写基本规范按照湖北省卫生厅、湖北省护理质量控制中心2010年6月颁布的《湖北省护理文件书写规范》执行。

1. 护理文件包括发热门诊患者就诊登记表、护理记录单、医嘱单、留观患者院内转运知情同意书、留观患者入院交接单、留观室交班本等。

2. 护理文件的书写应当客观、真实、准确、及时、完整。

3. 发热门诊护理文书为电子版与纸质版，纸质版应当文字工整，字迹清晰，表述准确，语句通顺，标点正确。书写过程中出现错字时，应当用双横线画在错字上，不得采用刮、粘、涂等方法掩盖或除去原来的字迹。

4. 对由120车抢救的患者、病重患者，必须详细记录患者生命体征，且至少2小时填写一次护理记录。对一般患者，每2小时写一次护理记录，病情变化和特殊情况随时填写。护士根据医嘱和病情，对患者留观期间护理过程进行客观记录，认真核对患者姓名、门诊号、书写记录日期和时间、出入液量、体温、脉搏、呼吸、血压等病情观察、护理措施和效果，以及护士签名等。记录时间应具体到分钟。

5. 护理记录中部分病情观察内容无异常时，用英文字母“N”表示（Normal：普通的，正常的）。

6. 对特殊检查及治疗，应记录给药名及项目以及检查治疗后的病情观察。

7. 使用特殊药物时，应记录给药名称、给药时间、剂量、用法及用药后的效果，记录外出检查前特殊准备，检查完毕后应记录回留观室时间、意识、生命体征、伤口敷料、引流管皮肤情况，以及引流液颜色、性质及量，特殊用药名称、剂量、途径。

8. 转科记录：详细填写转科患者交接记录、患者院内转运知情同意书、发热门诊入院交接单，按要求勾选患者携带的检查结果单。

9. 护理文件应当由具有法定资格的护理人员按规范书写，护生及进修护士书写的文件应当由带教老师或护士长审阅、修改并签字。

10. 高年资护士有审阅、修改低年资护士书写的护理文件的责任。修改时，应当注明修改日期，修改人员签名，并保持原记录清晰、可辨。

11. 抢救记录应当在抢救结束6小时内由相关护士据实补记，并加以注明。

12. 护理文件应当在患者离开科室时整理并收入护理文件专用柜，并保存2年。

13. 制定并落实护理文件书写检查考核标准及奖惩细则。

五、护理安全（不良）事件报告及管理制度

1. 各科室应严格落实护理安全（不良）事件报告及管理制度，护理安全（不良）事件发生后，及时电话上报总护士长（Ⅰ、Ⅱ级及特殊护理安全（不良）事件，需立即电话通知护理部），24小时内填入“医疗安全（不良）事件报告系统”基本信息及事件经过并提交，各种有关记录、检验报告及造成事故的药品、器材等均应妥善保管，不得擅自涂改、销毁，并保留患者的标本，以备鉴定。

2. 总护士长24小时内到事件发生科室调查事件发生经过，并在一周内参与科室组织讨论会，积极采取补救措施，以减少或消除由于护理缺陷造成的不良后果。

3. 讨论会后5个工作日内，病区护士长审核并填写意见，总护士长填写审核意见，并督促科室落实改进，1个月内追踪效果并记录，以提高认识、吸取教训、落实防范措施。

4. 护理部1个月内组织“护理安全（不良）事件鉴定委员会”，由总护士长汇报各片区的不良事件，将讨论结果及最终定性定责及时反馈给科室。

5. 1~3个月内护理部通过三级质控对新发布制度及流程的落实进行效果评价，在网上填写“护理部反馈追踪”。

6. 每半年护理部进行护理安全（不良）事件专题研讨会。

7. 每年护理部组织护理安全（不良）事件管理年度总结。

8. 鼓励护理人员主动报告护理安全（不良）事件，实行无惩罚性管理；发生护理安全（不良）事件的科室或个人，如不按规定报告，有意隐瞒，事后经领导或他人发现，须按情节轻重对护士长和当事人按照“零容忍”管理规定处理。

9. 对于上报的Ⅲ、Ⅳ级护理安全（不良）事件，采取非惩罚性原则，对涉及科室和个人不给予处罚。

10. 对于上报的Ⅰ、Ⅱ级护理安全（不良）事件，确因护理人员在诊疗护理过程中违反核心制度和操作规程，或因责任心不强及疏忽等原因导致，则视不良事件的后果及严重程度，与个人或科室的绩效考核挂钩；若因多种因素导致，则积极与医院质量管理办公室、医务处及其他相关部门联络，分析查找原因，采取相应的改进防范措施，避免类似事件再次发生；导致严重不良后果或医疗纠纷者，按医疗纠纷处理相关规定处理。

六、护患沟通制度

1. 遵循“患者第一、全员参与、全过程沟通、持续改进”的护患沟通原则。

2. 明确护理职业常用文明礼貌用语及护理服务禁语，建立全方位、全过程的护患沟通制度。在患者入科、治疗前后、留观前后、护理操作前后、巡视病房时、接听呼叫铃时、创伤性操作前后、特殊检查前、出院等环节，主动与患者沟通。护理人员要耐心解答患者家属提出的问题，维护患者的知情权。

3. 注重沟通技巧。护士与患者或家属沟通时，应有同情心和同理心，充分尊重对方，护患沟通的形式要因人制宜，讲究实效。坚持做到以下七点：

（1）一个技巧：善于倾听，尽量让患者及家属宣泄和倾诉，尽可能做出满意的解释。

（2）二个掌握：掌握患者的病情、检查结果和治疗状况、掌握患者的医疗费用及患者家属的社会心理状况。

（3）三个留意：留意沟通对象的教育程度、情绪状态及对沟通的感受，留意沟通对象对病情的认知程度和对沟通的期望值，留意自身的情绪反应，学会自我控制。

（4）四个避免：避免使用刺激对方情绪的语言、语气、语调，避免压抑对方的情绪，避免过多使用对方不易听懂的专业词汇，避免强求对方立即接受医护人员的意见和建议。

（5）五主动：主动介绍，主动宣传，主动进行健康教育，主动解答疑问，主动沟通。

（6）六规范：迎接患者规范，文明用语规范，礼仪着装规范，称呼患者规范，征询意见规范，送别转科或离开规范。

（7）七声：来有迎声，问有答声，去有送声，为患者服务有称呼声，合作后有致谢声，工作不到位时有道歉声，接听电话有问候声。

第七节　发热门诊工作制度

一、发热患者预检分诊制度

为有效控制传染病疫情在医院内的扩散和传播，根据《中华人民共和国传染病防治法》的相关规定，制定本工作制度。

1. 医院在门诊各个入口处设置预检分诊点，对来院就诊的发热病人进行分诊；预检分诊点备有必备的防护用品，严格按照规范进行消毒和处理医疗废物。

2. 从事预检分诊的医护人员应该严格遵守相关法律法规和有关规定，认真执行临床技术操作规范、常规及工作制度。

3. 预检分诊点工作人员发现新冠肺炎或者疑似新冠肺炎患者时，应给患者必要的个人防护，将其指引至发热门诊就诊，并做好交接。

4. 医师在接诊过程中，应当注意询问病人有关的流行病学史等，结合病人的主诉、病史、症状和体征等，对来院的病人进行发热患者的预检。经预检为新冠肺炎或者疑似患者，应当将病人分诊至特殊诊室，同时对接诊处采取必要的消毒措施。

5. 预检分诊点应根据传染病的流行季节、周期、流行趋势及上级部门的要求，做好特定传染病的预检分诊工作，初步排除特定传染病之后，再到相应的专科门诊就诊。

6. 对呼吸道等特殊传染病病人或者疑似病人，应当依法采取隔离或者控制传播措施，并按照规定对病人的陪同人员和其他密切接触人员采取医学观察及其他必要的预防措施。

二、患者留观、入院、转科、转院管理制度

（一）留观管理制度

1. 医生根据患者病情需留观患者，告知留观室护士。

2. 留观室护士带领患者入留观室，进行环境介绍、健康评估及指导，无特殊情况禁止外出。

3. 遵医嘱给予对症治疗，观察病情变化，监测生命体征。

4. 时刻关注患者检查结果，及时向医生汇报。

5. 完善相关护理记录及费用终端确认。

（二）入院管理制度

1. 患者住院须经发热门诊医生初步诊治排查新冠肺炎后，请专科会

诊，开具入院证，安排患者办理住院手续，急危重症患者优先收治，不得拒收或推诿。急危重症、行动不便和需要协助的患者，由医护人员护送至病房。

2. 发热门诊护士接到入院通知后，立即电话联系相应科室护士确定转入相应病区、床、医生组，汇报病人目前病情，请病房护士立即做好准备工作。

（三）转科制度

1. 护士根据医嘱提前通知患者做好转科准备，并同时通知转入科室做好接收患者的准备。

2. 征求患者对医院及病区医护人员的工作意见，做好心理护理和健康指导，保证患者观察、治疗、护理的连续性。

3. 当班护士及时准确书写转科护理记录，整理转科患者的病历资料、药品及物品，医生申请转科，热情护送患者至转往科室，与转入科室责任护士当面交接病情，测量生命体征，检查各类导管及皮肤，双方在转科患者交接班本上签字确认。

4. 转入科室责任护士接诊患者，及时通知医生。护士快速评估患者病情，通知医生接诊患者，护士与患者做好各项沟通工作及健康教育，遵医嘱执行各项护理。

（四）转院制度

1. 需转院者，由值班医师提出，科主任同意，上报医务处，征得转入医院同意方可转院，并按规定办理手续。

2. 留观室护士落实转院健康教育，协助患者准备和清理各项检查资料，协助转运，负责与转运医务人员的交接工作，完成交接记录。

3. 大批患者或重症患者转院时，备好各种急救药品，派医护人员护送。凡预估途中有生命危险者，应待病情稳定后再行转院。

4. 对转入本院的患者，需值班医师或医师会诊（或书面会诊）同意，科主任同意并报医务处批准，按入院规定办理留观手续。

三、护理工作首问负责制

护理工作首问负责制是指护士对患者、家属或其他有关人员询问的事项负责回答和解决的责任规定。首问责任人是指第一位被患者、家属或其他有关人员询问到的护士。护理工作首问负责制主要包括以下内容：

1. 对所有咨询、查询的患者、家属或其他人员，护士应热情接待，微笑服务，耐心解释。

2. 首问负责部门或工作人员能当场处理的，要当场解决。不能当场处理或不属于职责范围内的，应该做到：

（1）向对方说明原因，给予必要的解释；

（2）将来人带到或指引到相关部门办理；

（3）电话联系相关部门，及时解决；

（4）转告有关的电话号码或办事地点。

4. 答复来人来电提出的问题时，既要准确地掌握政策，又要坚持实事求是的原则。对于不清楚、掌握不确切的问题，应及时请示有关领导，给予对方一个准确的解答。对于确实解决不了、解释不了或不属于本科室和个人的问题，应耐心向对方说明情况。

5. 不得以任何借口推诿、拒绝、怠慢或拖延，不允许使用“不知道”“不清楚”“不归我管”等用语。努力做到有问必答，有求必应，有铃必接，有难必帮。

四、护理查房制度

（一）护理业务查房

1. 为了提高护理质量和护理人员的业务技术水平，进行护理业务查房。

2. 护理业务查房对象主要是重症抢救、疑难和特殊病例，新开展的检查或手术，新开展的护理技术操作等。

3. 护理部组织全院护理业务查房每季度 1 次。各病区每月至少组织 1 次护理业务查房。

4. 门诊护理业务查房由护士长或主管护师主持，由留观室护士报告病例，组长补充指导。

5. 落实查房前准备工作，按查房类型分别指定专人负责。

6. 详细完成查房记录，及时总结经验，改进护理工作，提高护理质量。

（二）护理教学查房

1. 科室教学查房每月组织 1 次。针对典型病例，预先安排专人准备，由教学组长主持。

2. 全院教学查房每季度由护理部组织，事先选择典型病例，科室负责准备，相关科室护生、护士参加，护士长或带教组长主持，必要时可随时提问及进行答疑、答辩。

（三）护理行政查房

1. 由护理部组织，总护士长定期到科室检查护理规章制度执行、基础及专科护理质量、危重患者护理、病区管理、护理文书等情况。

2. 护士长对留观、危重、特殊检查、待入院、待转院、老年特殊患者随时查房，满足其心理需求。及时解决护理问题，完成记录。

（四）疑难护理查房

1. 全院护理会诊查房，护理部依据全院各科护理疑难问题，有目的地进行安排。

2. 护士长夜查房每周 2 次或不定期进行各科室的夜间巡视和查房。重点巡视解决护理问题，指导危重患者抢救，必要时提出处理意见。

第六章　发热门诊工作指引

第一节　预检分诊工作指引

一、预检分诊处设备配备

1. “发热病人预检分诊处”标识；
2. 体温计和红外线体温仪；
3. 外科口罩；
4. 病人预检分诊信息登记本；
5. 快速手消毒剂；
6. 个人防护用具；
7. 健康教育资料。

二、预检分诊处分区

1. 一级预检分诊处：①急诊入口；②门诊入口。
2. 二级预检分诊处：①发热门诊；②各个专科。

三、预检分诊处人员配备

预检分诊处人员应经过专门培训，且由有丰富工作经验的医护人员承担。

1. 日间：同时启用所有一级和二级预检分诊处。

2. 夜间：启用急诊预检分诊和发热门诊预检分诊。

四、发热病人预检分诊处流程

1. 门诊病人就诊前，首先到各个入口处查看“健康码”，预检分诊处测量体温。

2. 若红外人体表面温度快速筛查仪报警温度≥37.3℃，用水银体温计复测病人体温，并及时询问是否有流行病学史等，若病人 7 天内到过疫区或有密切接触史，或有流感样症状（流涕、鼻塞、咽痛、咳嗽、头痛、肌痛、乏力、呕吐或腹泻），应做好个人防护（防护口罩、帽子、手套、一次性隔离衣），由工作人员指引至发热门诊就诊，进行详细相关信息登记并做好交接。

3. 指导发热病人挂号、就诊、检查、治疗。

4. 每次接触病人后，立即进行手清洗和消毒，使用快速手消毒剂消毒。体温表用含氯消毒剂浸泡或擦拭消毒。

5. 对发热病人进行健康教育，并发放健康教育处方单。

第二节　采样室工作指引

项目	工作内容	注意事项
交接班	1. 交接所有财产、急救、院感等交接班本，及时补充耗材，并检查急救设备、仪器等是否处于备用状态 2. 交接采样室标本及登记数据，防止遗漏标本 3. 与留观室护士同时交接留观患者情况，进行重点交接班 4. 清点采样用物，为下一班备好采样用物	1. 不要滞留过多物品在感染区 2. 交接标本时，一定确保标本数和检查单数量一致，查看有无遗漏的标本
院感	1. 落实卫生消毒工作 （1）检查消毒机工作情况：负责区域空气消毒机开机消毒的时效性。 （2）物表、地面及墙面喷洒消毒：负责固定区域所有物表、地面、墙面的消毒擦拭，至少 2 次/天 （3）清洁消毒治疗盘，更换利器盒（3/4 满更换） （4）定时更换采样室台面治疗巾，注明更换时间 2. 督促保洁员擦拖、消毒病区环境	1. 空气消毒机擦拭消毒至少2 次/天 2. 消毒液的配置： 二氧化氯 500mg/L 百消净 1000mg/L

第三节　登记室工作指引

项目	具体内容	注意事项
交接班	1. 交接登记室交接班本及所有表格数据，落实上一班待解决问题及检查结果等的查询录入问题 2. 与留观室护士一起交接留观患者情况，进行重点交接班	患者检查结果需及时录入并通知医生
工作范畴	1. 合理安排诊室及登记室的患者 2. 准确登记各项表格，定时上报数据给负责人 3. 及时查询患者各项检查结果，并予以登记，发现结果异常患者，及时告知医生，并给予相应处理 4. 腹泻患者提醒医生填写“传染病卡” 5. 协助诊室、采样室的工作	避免人群密集，排队就医，做好沟通工作
数据登记注意事项	1. 准确登记患者信息，确认盖章（已登记的章），核酸采样申请单上必须注明患者身份证号及手机号 2. 及时录入当天结果，并查看一天的结果有无漏录 3. 登记核酸人数必须与采样室护士核对准确 4. 登记发热患者正确填写相应表格 5. 结果异常时通知医生，以便及时告知患者相关事宜	1. 在规定时间内，务必将数据上报给相关负责人 2. 务必保证所有数据准确无误，核对身份证填写，地址必须详细
院感	1. 落实卫生消毒工作 （1）检查消毒机工作情况：负责区域空气消毒机开机消毒的时效性 （2）物表、地面及墙面喷洒消毒：负责固定区域所有物表、地面、墙面的消毒擦拭，至少2次/天 （3）定时更换诊室、登记室体温表消毒水 2. 督促保洁员擦拖、消毒病区环境	1. 空气消毒机擦拭消毒至少2次/天 2. 消毒液的配置： 二氧化氯500mg/L 百消净1000mg/L

第四节　留观室工作指引

项目	工作内容	注意事项
交接班	1. 交接留观室患者情况，重点交接班 2. 及时查询患者检查结果，并告知医生 3. 登记留观室相关表格，并填写电子交班本	
工作范畴	1. 接班查看患者，填写护理记录单，监测并记录留观病人生命体征（如有监护至少2小时记录一次，病情变化或处置随时记录） 2. 协助完成专家会诊及转科工作，并进行相关交接单填写 3. 留观室护士督促患者及家属缴费，记录收费项目，并做好交接 4. 书写交班报告 5. 登记并在电脑录入转入/转出患者信息（包括留观室及外面等待结果患者） 6. 转出患者进行终末消毒 7. 协助维持采样及登记室及诊室秩序，处理突发事件 8. 备齐留观室物品	
院感	1. 检查并打开留观室及走廊空气消毒机，做到定时消毒 2. 做好留观室及走廊地面、墙面、物表消毒 3. 转出患者病房进行终末消毒处理，并做好记录 4. 督促保洁员及时处理医疗垃圾和登记工作	1. 空气消毒机擦拭消毒至少2次/天 2. 消毒液的配置：二氧化氯500mg/L 百消净1000mg/L

第五节　总务班工作指引

项目	工作内容	注意事项
交接班	备齐各个区域一次性耗材用物	及时补充
院感	1. 检查并打开清洁区空气消毒机，做到定时消毒 2. 做好清洁区地面、墙面、物表消毒 3. 检查打开全部紫外线灯消毒至少 1 小时，2 次/天 4. 填写消毒登记本	1. 空气消毒机擦拭消毒至少 2 次/天 2. 消毒液的配置：二氧化氯 500mg/L 百消净 1000mg/L
工作范畴	1. 备齐所需物品，登记防护物资出入库表 2. 填报各类表格给负责人，每日定时上报数据给相关责任人及数据网站，数据若有出入，应及时核对，保证数据准确完整 3. 做好清洁区域消杀工作 4. 定期去后勤部门领取物资 5. 对发热门诊区域突发情况随时进行协调，并做好质控	物资殆尽时，提前告知护士长及时领取，保证发热门诊正常运行

第六节　核酸采集点工作指引

项目	工作内容	注意事项
交接班	1. 查看核酸采集点抢救设备是否完整，是否处于备用状态 2. 下班前，将核酸采集点物品进行清理，及时报备第二天所需物品，并进行交接班 3. 与登记室护士交接核酸采集点物品，如固定手机、耳麦 4. 检查低温标本保存箱有无遗漏标本存在	
工作范畴	1. 在核酸采集点组长安排下，整理环境，分工合作 2. 核酸采样点组长协助导医人员，指导患者手机填写信息及排队 3. 严格落实核对：开放式提问，检查采样试管上条码是否贴好，双人核对检查单以及采样试管条码上患者信息 4. 打印条码前，核实患者是否已填写问卷星，告知患者取结果时间及地点 5. 采集人员落实手卫生，做好健康宣教，正确指导患者，准确采样 6. 与支助中心交接标本数量和检查单 7. 定时更换采样台治疗巾	1. 必要时，间断调整采样护士及打条码护士工作，减轻工作压力 2. 每日按时清点标本，并及时送出(其他时间把标本放在低温保存箱中，登记本与保存箱一起放置)
院感	1. 落实手卫生 2. 检查并打开空气消毒机，定时消毒 3. 中午下班前检查打开全部紫外线灯消毒2小时 4. 做好墙面、地面、物表、空气喷洒及擦拭消毒，并记录 5. 更换治疗巾，至少2次/天	1. 空气消毒机擦拭消毒至少2次/天 2. 消毒液的配置： 二氧化氯500mg/L 百消净1000mg/L

第七节　夜班工作指引

项目	工作内容	注意事项
交接班	1. 交接所有财产、急救、院感等交接班本，及时补充耗材，并检查急救设备、仪器等是否处于备用状态 2. 交接采样室标本及登记数据，防止遗漏标本 3. 交接留观患者情况，进行重点交接班	
工作范畴	1. N1 班在 24 点前完成数据统计，核对数据是否正确 2. 查询核酸和抗体结果，并准确录入。查看前一天结果有无遗漏，及时补录，发现结果异常，及时通知医生，以便及时告知患者相关事宜，做好交接 3. 书写电子交班报告并打印出来，N2 班把交班报告拍照并发布到班组 4. N2 班 7AM 前核对并上报所有表格至护士长	
院感	1. 检查并打开全部空气消毒机，定时消毒 2. 检查打开全部紫外线灯，定时消毒 3. 所有区域墙面、地面、物表喷洒及擦拭消毒 4. 更换诊室、登记室体温表消毒水	1. 空气消毒机擦拭消毒至少 2 次/天 2. 消毒液的配置：二氧化氯 500mg/L 百消净 1000mg/L

第七章　发热门诊护理岗位职责

第一节　各级护理人员工作职责

一、发热门诊护士长工作职责

1. 在护理部主任、科主任、总护士长及科护士长的领导下落实病区的管理，全面负责发热门诊的行政、业务、教学、科研工作。

2. 根据科室护理部及科室学科发展规划制订发热门诊护理工作计划，并组织实施检查与总结。

3. 督促护理人员严格执行各项规章制度、职业道德规范和技术操作规程，加强护理安全管理，严防差错事故发生。

4. 负责护理人员排班，制定紧急状态下护理人力调配方案，处理突发公共卫生事件、灾害事件等。

5. 了解本专业医疗和护理的新进展，积极在科室内开展护理科研及组织护理创新工作，总结经验，撰写论文。

6. 制订完善的各个层级的教学计划并组织实施，检查效果（包括各个层级护理人员、实习生、进修生等），加强专科理论学习和技能提高。

7. 做好病区仪器设备、急救药品、医用耗材管理。

8. 督促检查保洁人员对病区的清洁工作和终末消毒工作是否落实到位。

9. 指导护理人员认真执行汇报制度，遇到特殊情况，及时向科主任、护士长及各个相关部门汇报。

10. 督促并指导分诊工作，检查指导各诊室做好诊前准备工作；协调分诊护士维持有序的候诊秩序和良好的就医环境；督促并指导传染性疾病预检分诊及登记工作，遇突发事件，启用应急预案。

二、发热门诊护士长助理工作职责

1. 在护理部主任、科主任、总护士长、护士长的领导下，协助护士长进行科室管理，以及完成临床护理工作。

2. 协助护士长做好科室管理，快速合理安排分诊、登记、采样、留观患者的护理、护理安全及护理管理等工作。

3. 协助护士长检查、指导科室护理工作，帮助护士提高管理与业务能力，充分调动其主观能动性，积极支持护士履行职责。

4. 参加科内会诊和疑难、死亡病例讨论，参加科内业务学习知道留观室危重患者的抢救、护理及特殊患者的检查。

5. 协助护士长组织参加护理（安全）不良事件讨论会，每月进行质量分析讨论会，制定相应的整改措施，并记录。

6. 对发热门诊复杂的技术或新开展的业务应亲自指导，并参加实践。亲自执行或指导护士操作复杂的技术，严防差错事故发生。对科室发生的护理差错事故进行分析鉴定，并提出防范措施。

7. 对本科室复杂的疾病及护理或新开展的业务应亲自指导并参加实践。亲自执行或指导护士操作复杂的技术，严防差错事故发生。对科室发生的护理差错事故进行分析鉴定，并提出防范措施。

8. 了解护理新进展，积极开展护理科研及组织技术革新工作，总结经验，撰写护理学术论文。

三、发热门诊教学组长工作职责

1. 教学组长是护士长在发热门诊护理培训、教学上的助手，应具备良好的专业素质及教学能力，协助护士长完成发热门诊护理人员规范化培训、继续教育培训、专科护理培训及实习、进修带教任务，为护理教育、科室护理人员梯队建设及持续有效的护理人才发展起到积极的促进作用。

2. 在护士长领导下进行工作。

3. 负责发热门诊业务培训及实习、进修护士的带教管理工作。

4. 负责制订发热门诊规范化培训、继续教育培训、专科护理培训及实习、进修带教计划，协助护士长制订并完成计划的实施。

5. 负责安排及检查实习、进修带教老师的教学计划的实施及教学质量，定期召开带教老师教学质量分析会，确保带教质量和效果。

6. 定期对各层级护士进行跟班，了解岗位职责完成质量及存在问题，并就培训提出改进意见，以协助护士长做好各层级护士的岗位考核及培训管理。协助护士长定期对护士进行理论、操作考核。

7. 组织并参加具体的教学活动，负责组织实习生的理论、操作考核的组织实施，填写实习、进修手册及相关资料的登记。

8. 关心实习生、进修生的心理及专业发展，负责召开实习生评教评学会，征求对科室护理教学和管埋的意见，提出整改措施。

9. 负责向护士长反映护士带教及实习生实习情况。认真完成各级各类培训、教学本的登记，督促护理人员完成继续教育项目的学习，配合护理部完成发热门诊护理人员的年度考核及教学完成情况的统计。

10. 定期检查并指导各级护理人员填写核心能力培训手册。

四、发热门诊组长工作职责

1. 协助护士长落实科室管理工作，重点负责质控、所有数据登记表格、物资出入登记、管理发热门诊相关事宜。

2. 负责每日科室所有表格数据的填写与上报，及时发现问题，及时指导。

3. 做好每月科室质控的分析与反馈。

4. 督促落实物资每日消耗登记，每月统计物资出入库情况。

5. 负责科室管理，协调与解决科室相关问题，督促指导快速预检分诊、登记、采样、留观患者的护理安全与质量。

6. 护士长不在时，主动承担护士长工作，保证科室正常运行。

7. 做好质控监测与指导。

五、发热门诊护士工作职责

1. 在护士长领导下工作，积极主动，服从分配，依法执业，维护患者合法权益。

2. 遵守院纪院规，坚守工作岗位，仪表端正，主动热情接待患者。

3. 落实开诊前准备工作，备齐各个区域用物。

4. 严格执行消毒隔离制度，做好各项防护措施，每班定时消毒，做好记录。

5. 保持环境整洁，物品规范摆放并及时补充。

6. 认真填写就诊患者各种登记表格，统计并填写日报表。

7. 严格执行查对制度，认真执行各项操作规程，做好病人的各项检查及治疗和护理。

8. 严密观察患者病情变化，发现异常及时上报医生并处理，遇特殊感染性疾病患者，及时上报医务科、行政总值班、公卫科。

9. 执行医院感染管理各项规范及标准，防止院内交叉感染。

10. 落实健康宣教，告知患者治疗或处置前后注意事项及消毒隔离知识。

11. 负责有效落实进修生、实习生带教工作。

12. 负责病区物资的请领，特别是防护物资的请领和管理工作。

第二节　护理人员岗位工作职责

一、预检分诊护士工作职责

1. 指导患者扫健康码并查看健康码。

2. 测量体温并登记患者基本信息。

3. 询问患者有无呼吸道症状，并指导患者和陪诊人员做好个人防护。

4. 预检分诊工作人员发现异常或意外情况应及时报告，同时采取清洁和消毒措施。

二、诊室护士工作职责

1. 指导医生进行相应防护级别穿戴进入诊室看诊。

2. 做好诊室院感消毒工作。

3. 提醒医生及时填写相关疾病传染病卡。

4. 指导患者就诊流程。

5. 协助提醒医生开立留观患者相关医嘱。

三、采样室护士工作职责

1. 整理并及时补充采样室物品，保持采样室环境整洁。

2. 进行采样及抽血等工作。

3. 进行采样室院感消毒工作。

4. 协助留观室工作。

5. 与支助工作人员完成标本交接的工作。

四、登记室护士工作职责

1. 参与晨间交接班，进行财产及留观患者交接。

2. 做好诊室及登记室院感消毒工作。

3. 合理安排诊室及登记室的患者，保证工作正常运行。

4. 开展健康教育宣教工作。

5. 准确登记各项表格，并按规定时间发给负责人。

6. 查询患者检查结果，并进行登记。

7. 提醒医生填写相关疾病传染病卡。

8. 协助采样室及留观室的工作。

五、留观室护士工作职责

1. 参与晨间交接班，进行财产及留观患者交接。

2. 整理并及时补充留观室物品，保持留观室环境整洁。

3. 检查相关急救仪器设备是否处于备用状态。

4. 做好留观室日常及终末消毒工作。

5. 及时查询患者检查结果，通知医生会诊转诊，完善留观室各类护理记录单。

6. 督促保洁员及时处理医疗垃圾和登记工作。

7. 协助医生开立缴费单，并打印缴费单督促患者家属缴费。

8. 书写交班报告，准确交接留观患者病情及特殊检查，避免遗漏。

9. 做好留观患者转运工作，保障患者安全。

六、总务护士工作职责

1. 在病区护士长的领导下，协助护士长做好病区的护理管理工作。
2. 整理清洁区用物，及时补充病区所需物品。
3. 指导各部门人员穿戴防护用品。
4. 做好所管区域院感消毒工作。
5. 保障科室护理质量与安全，负责科室相关问题的协调、解决工作。
6. 负责相关数据表格的上报工作。

七、核酸采集护士工作职责

1. 负责打印条码及回执单，告知取检验报告的方式、时间及地点。
2. 做好协调轮流采集咽拭子工作。
3. 做好集装箱院感消毒工作。
4. 协助患者扫二维码填写相关信息。
5. 维持患者现场采样时的秩序。
6. 每天下班前做好集装箱准备工作。
7. 与支助工作人员完成标本交接的工作。
8. 每日采集总量汇总后上报数据。
9. 处理突发应急事件，总结并科内学习。

八、白班护士工作职责

1. 指导各部门人员穿戴防护用品。
2. 在护士长指导下，为就诊患者提供全面、优质的护理服务。
3. 参与晨间交接班，严格落实交接班制度。

4. 落实各岗位工作职责，如预检分诊、采样、登记上报等相关工作。

5. 协助医生诊疗工作。

6. 做好各区域院感消毒工作。

7. 落实标本交接工作。

九、夜班护士工作职责

1. 负责发热门诊夜班各种治疗与护理。接收发热患者入科，维持病区秩序。

2. 严格落实交接班制度。

3. 落实各岗位工作职责，如预检分诊、采样、登记上报等相关工作。

4. 协助医生诊疗工作。

5. 做好各区域院感消毒工作。

6. 落实标本采集、送检及交接工作。

7. 为下一班做好各项准备工作。

第八章　发热门诊应急处置流程

第一节　发热门诊患者相关应急处置流程

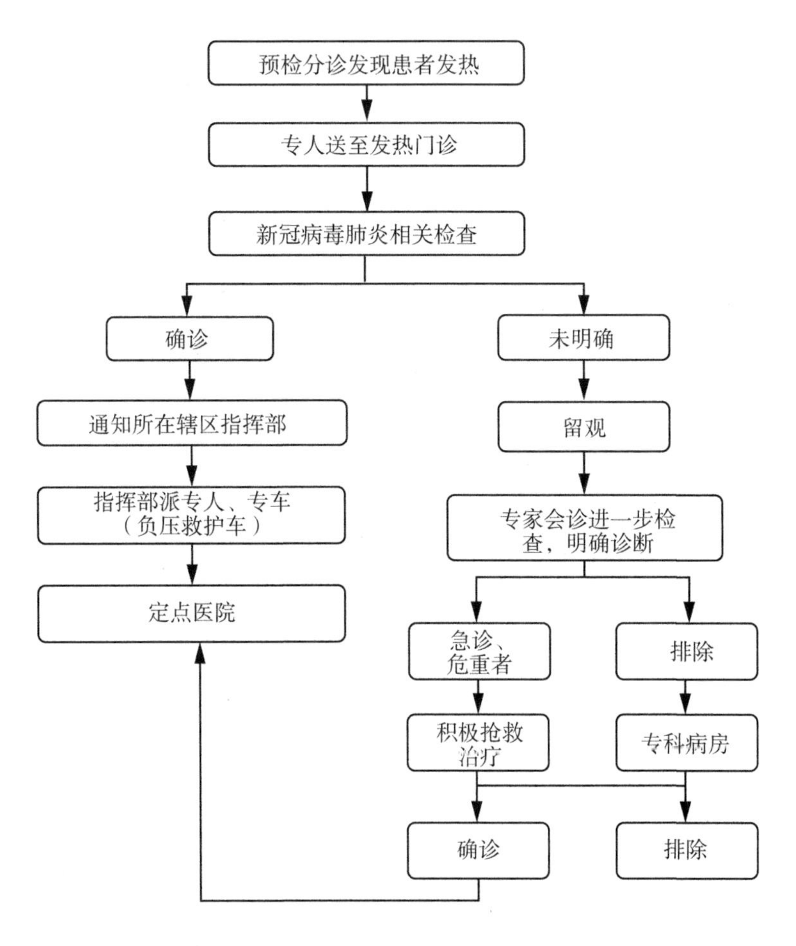

发热门诊患者就诊流程图

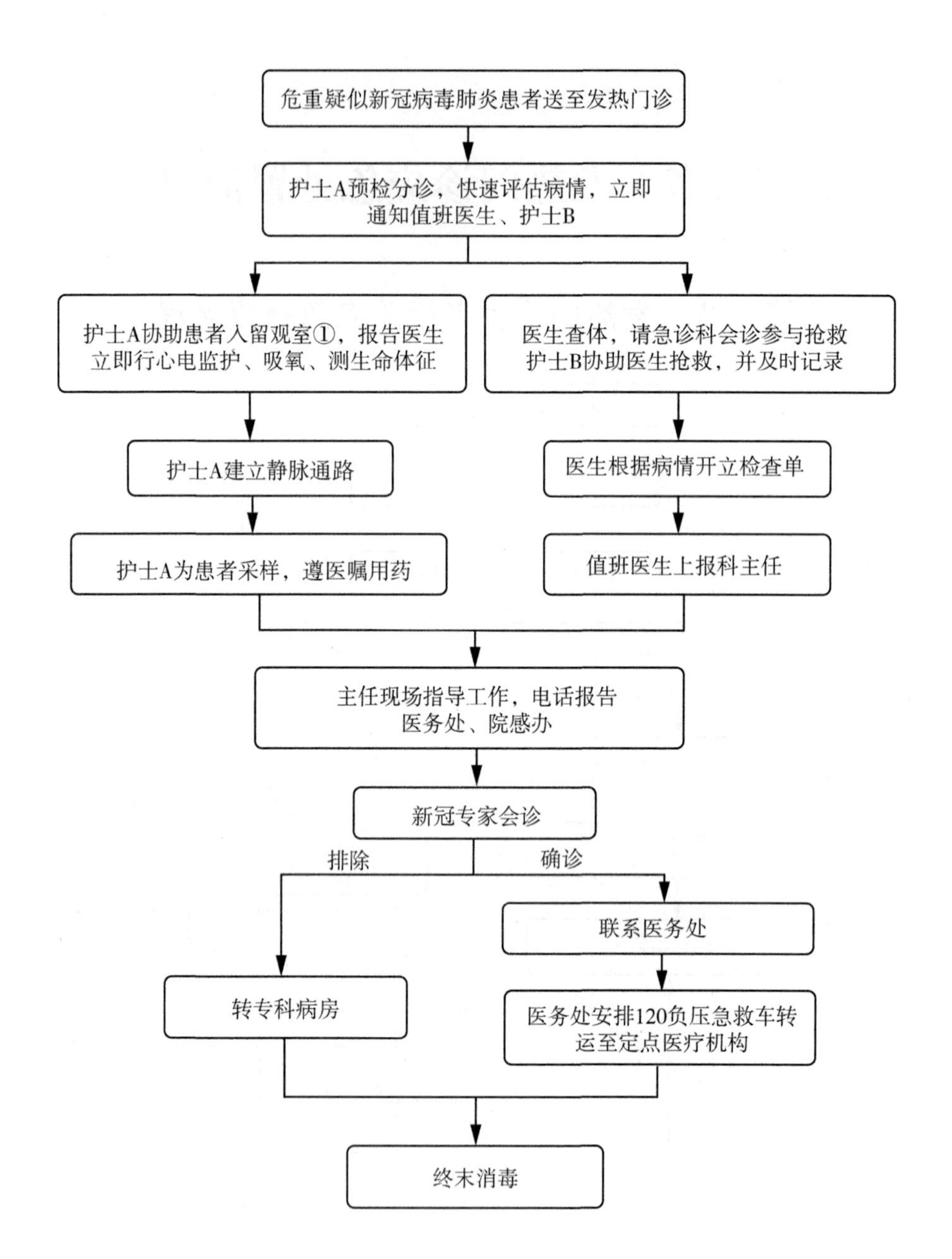

危重疑似新冠肺炎患者应急处置流程图

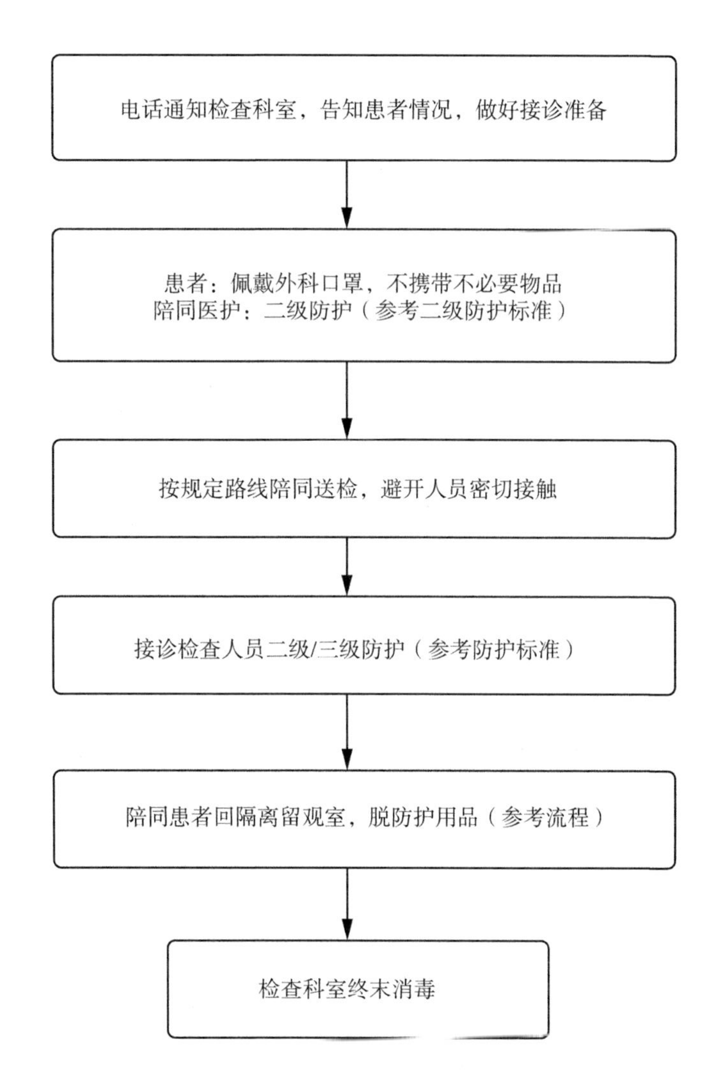

疑似/确诊新冠肺炎患者外出检查流程图

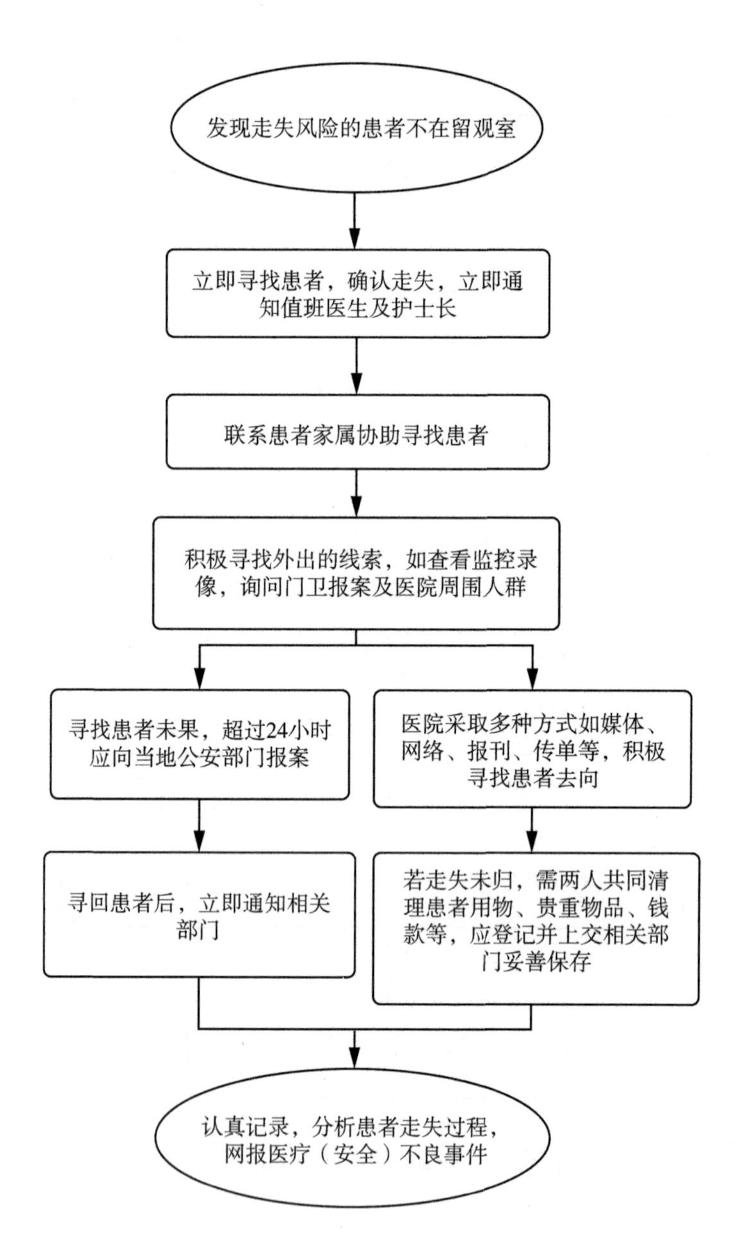

患者走失的应急处置流程图

第二节　发热门诊标本相关应急处置流程

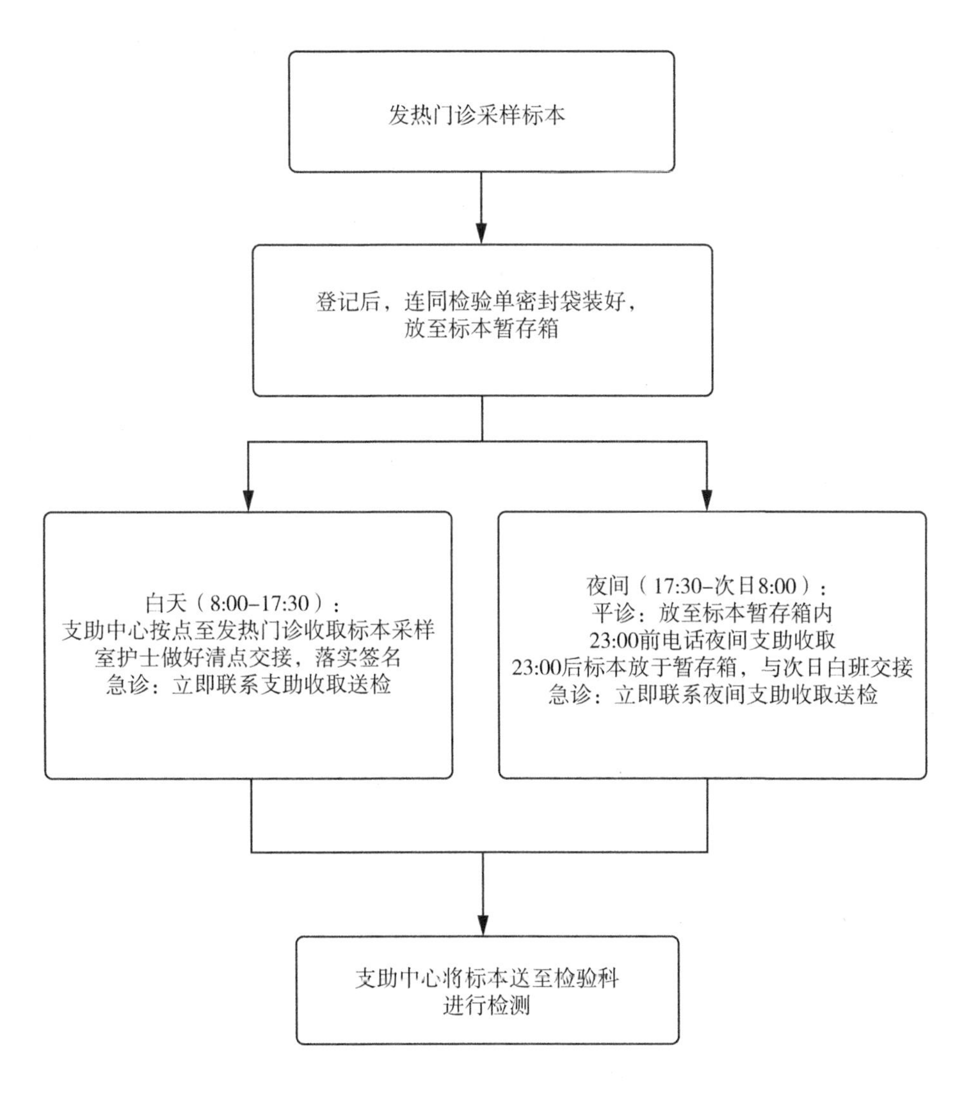

发热门诊标本转运流程图

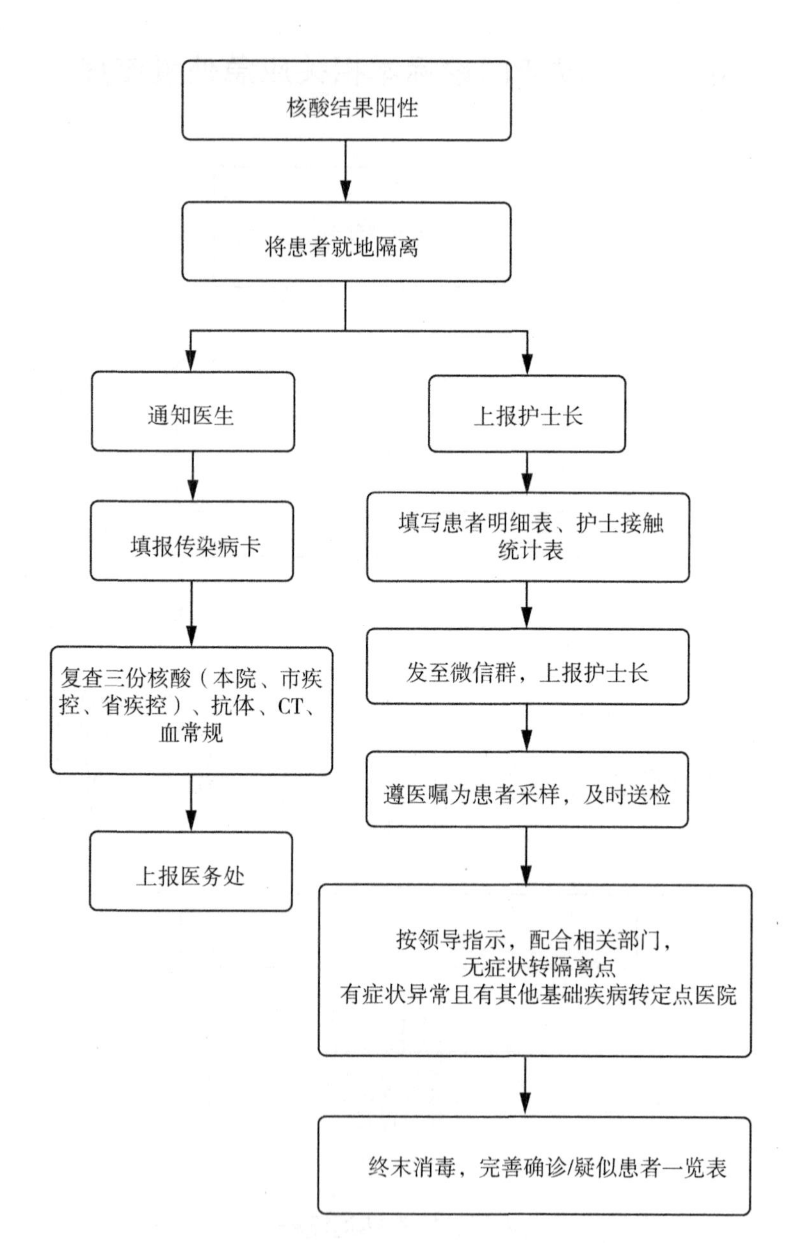

发热门诊核酸阳性患者应急处置流程图

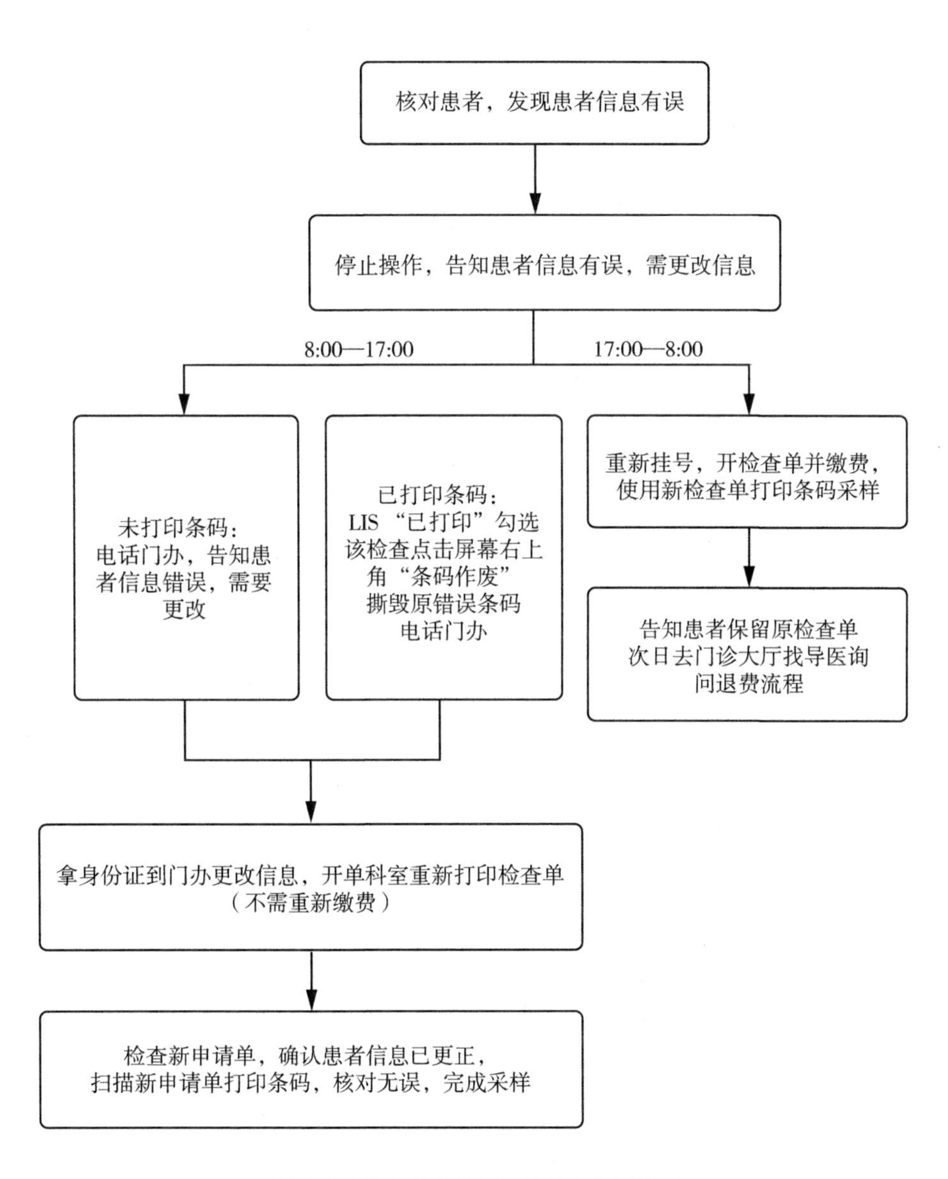

患者采样信息错误应急处置流程图

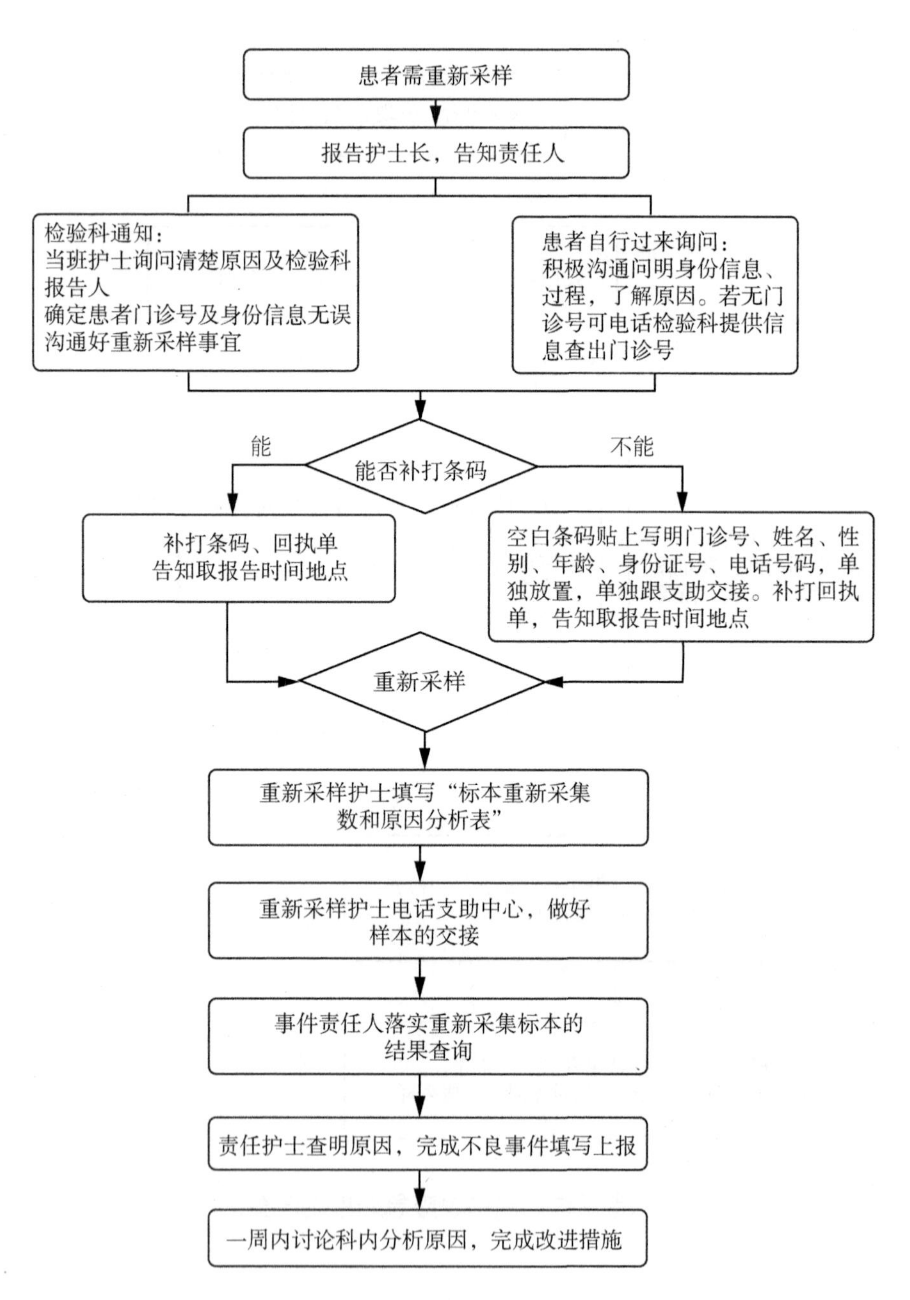

标本不合格或遗失后重新采样应急处置流程图

第三节　其他应急处置流程

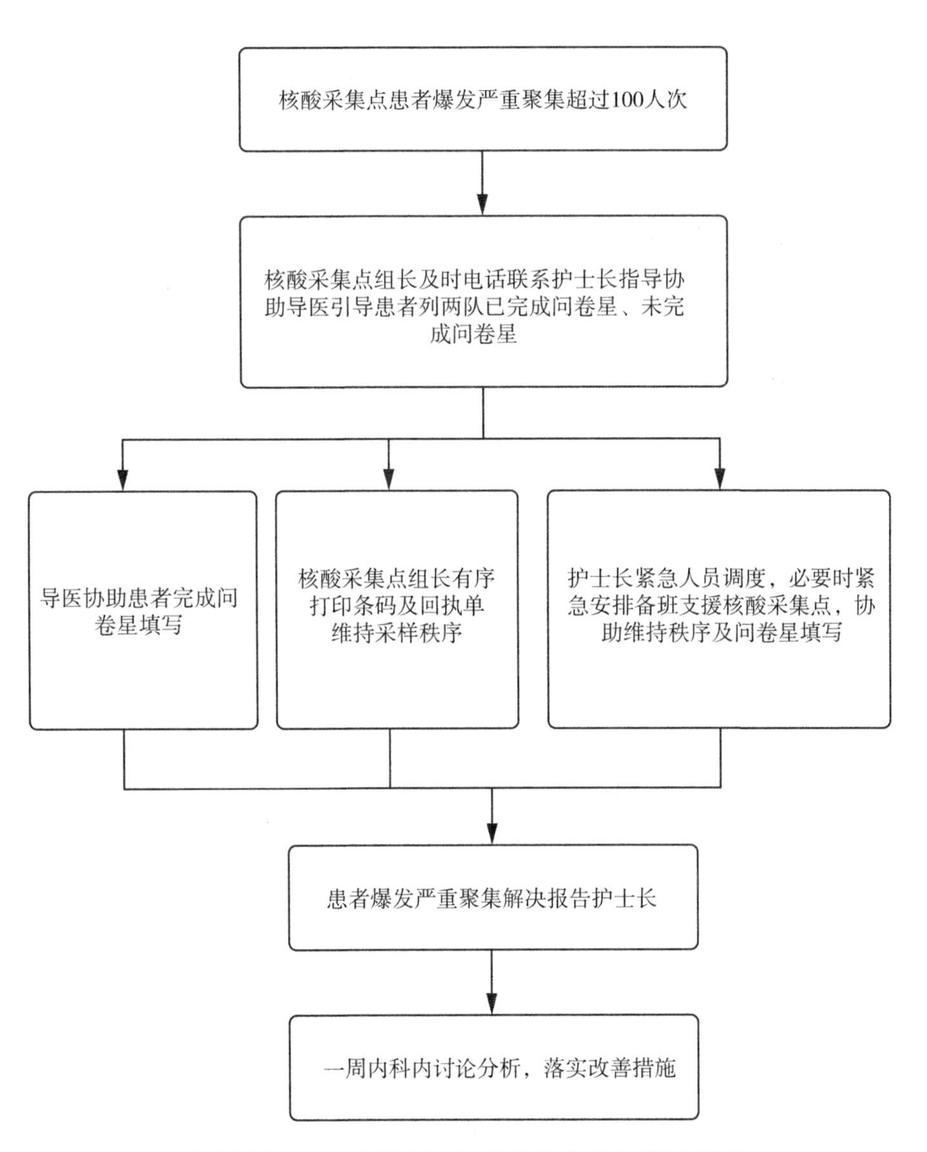

核酸采集点患者短时间内剧增的应急处置流程图

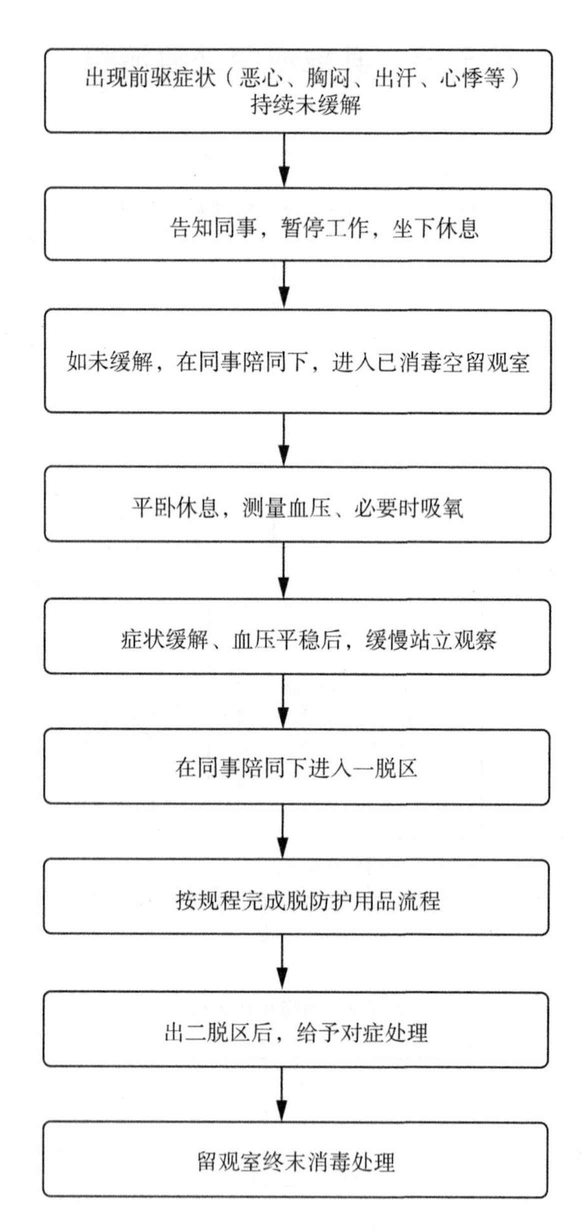

发热门诊隔离区医务人员晕厥处置流程图

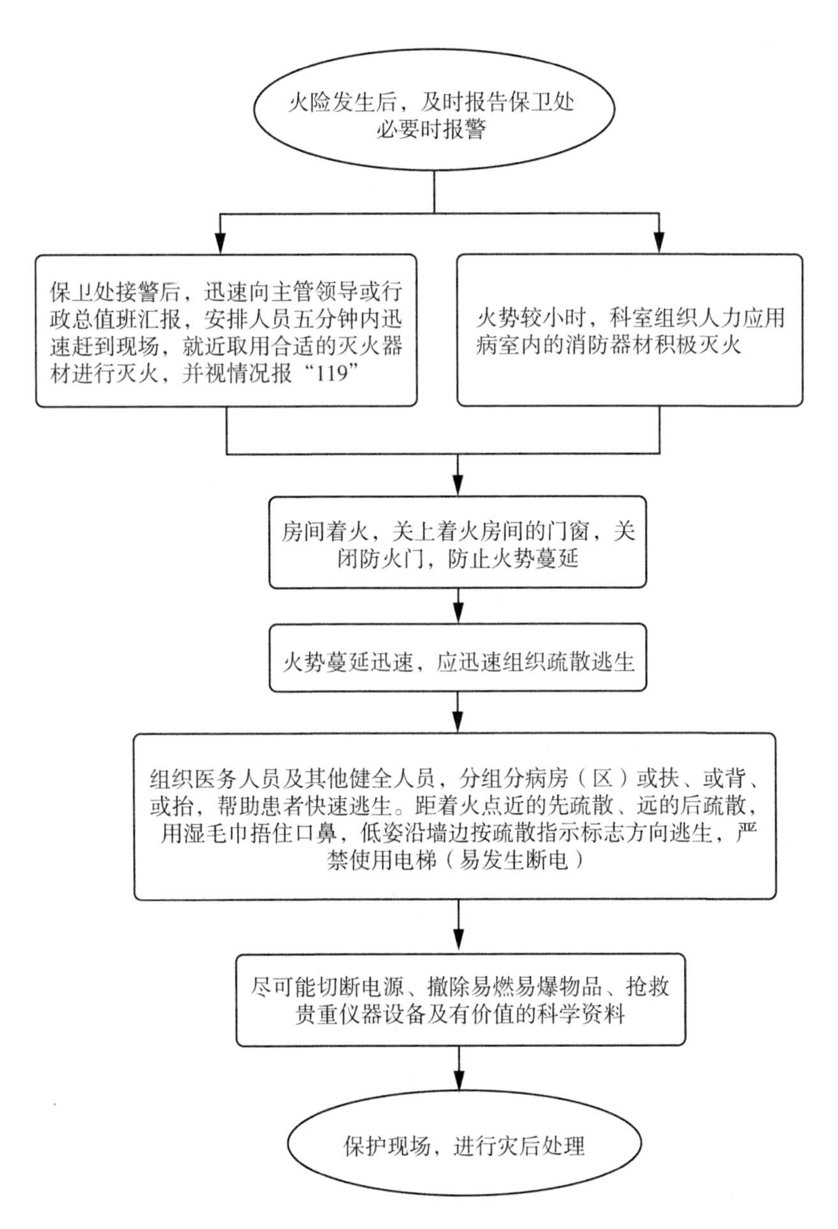

发热门诊发生火灾应急处置流程图

第九章　发热门诊工作记录相关表单

第一节　发热门诊交接班表单

发热门诊医生交班本

留观室	患者姓名	门诊号	主要症状	新冠肺炎筛查			血常规	注意事项
				核酸结果	抗体结果	胸部 CT	WBC	
留观室 1								
留观室 2								
留观室 3								

交班医生签名：＿＿＿＿＿＿＿　接班医生签名：＿＿＿＿＿＿＿　交接班时间：＿＿＿年＿＿＿月＿＿＿日＿＿＿时

发热门诊财产交接班本

日期	班次	登记室						留观室储物柜										留观室及走廊														全病区	
		诊室听诊器	诊室手电筒	血压计	指脉氧仪	体温计	会诊手机	扳手	约束带/手拍	体温枪	血压计	听诊器	指脉氧仪	手电筒	血糖仪	微量泵	简易呼吸器	心电监护仪	呼吸机	氧枕	水壶/瓶	除颤仪	电动吸引器	心电图机	氧气筒	轮椅	氧表	负压吸引装置	屏风	平车	冰箱温度	空气消毒机	签名

发热门诊特殊事件交接班本

日期	交班内容	交班者	落实者

发热门诊采样室标本采集登记本

标本采集登记表									
日期	时间	姓名	就诊号	核酸	抗体	普通咽拭子数	其他血标本（除抗体外）	采集者	收取人及时间

发热门诊留观室患者交接班本

<table>
<tr><td colspan="5">日期__年 __月 __日　　留观人数　A__人　N1__人 N2 __人　　签名 A1 ______ A2 ______ N1 ______ N2 ______</td></tr>
<tr><td colspan="5">今日总留观____人　　转出____人　　现留观____人</td></tr>
<tr><td rowspan="2">观察室</td><td rowspan="2">留观诊断</td><td colspan="3">病情及处置（特殊）</td></tr>
<tr><td>A</td><td>N1</td><td>N2</td></tr>
<tr><td rowspan="4">观察室 1/姓名/年龄：</td><td rowspan="4"></td><td>既往史：</td><td>既往史：</td><td>既往史：</td></tr>
<tr><td>检查结果：CT（　）核酸（ ）</td><td>检查结果：CT（　）核酸（ ）</td><td>检查结果：CT（ ）核酸（-）</td></tr>
<tr><td>核酸抗体：IgG（ ）IgM（ ）</td><td>核酸抗体：IgG（ ）IgM（）</td><td>核酸抗体：IgG（　）IgM（ ）</td></tr>
<tr><td>重点交班：</td><td>重点交班：</td><td>重点交班：</td></tr>
<tr><td rowspan="2">观察室</td><td rowspan="2">留观诊断</td><td colspan="3">病情及处置（特殊）</td></tr>
<tr><td>A</td><td>N1</td><td>N2</td></tr>
<tr><td rowspan="4">观察室 2/姓名/年龄：</td><td rowspan="4"></td><td>既往史：</td><td>既往史：</td><td>既往史：</td></tr>
<tr><td>检查结果：CT（　）核酸（ ）</td><td>检查结果：CT（ ）核酸（　）</td><td>检查结果：CT（ ）核酸（ ）</td></tr>
<tr><td>核酸抗体：IgG（ ）IgM（ ）</td><td>核酸抗体：IgG（ ）IgM（）</td><td>核酸抗体：IgG（　）IgM（ ）</td></tr>
<tr><td>重点交班：</td><td>重点交班：</td><td>重点交班：</td></tr>
<tr><td rowspan="2">观察室</td><td rowspan="2">留观诊断</td><td colspan="3">病情及处置（特殊）</td></tr>
<tr><td>A</td><td>N1</td><td>N2</td></tr>
<tr><td rowspan="4">观察室 3/姓名/年龄：</td><td rowspan="4"></td><td>既往史：</td><td>既往史：</td><td>既往史：</td></tr>
<tr><td>检查结果：CT（　）核酸（ ）</td><td>检查结果：CT（）核酸（　）</td><td>检查结果：CT（ ）核酸（ ）</td></tr>
<tr><td>核酸抗体：IgG（ ）IgM（ ）</td><td>核酸抗体：IgG（ ）IgM（）</td><td>核酸抗体：IgG（　）IgM（ ）</td></tr>
<tr><td>重点交班：</td><td>重点交班：</td><td>重点交班：</td></tr>
</table>

发热门诊留观室床单被套交接班本

日期	班次	床单（基数）			被套（基数）			责任人签名
		留观室	送洗	现存	留观室	送洗	现存	

门诊核酸采集点标本数量登记本

日期	时间	标本数量	值班护士	支助人员	当日汇总

第二节　发热门诊数据上报表单

发热门诊岗位人数及工作量日核查表

日期	预检分诊岗位配备情况		发热门诊岗位配备情况		前一日留观病人数（人）	前一日接诊数		前一日疫情报告情况	
	医生（人）	护士（人）	医生（人）	护士（人）		发热门诊（人）	急诊（人）	疑似病例（例）	确诊病例（例）

发热门诊患者去向日报表

月　日数据汇总	
接诊量	
家属陪检人数	
社区陪检人数	
社区陪同离开	
自行离开	
住院人数	
隔离点人数	
现留观	
当日留观总人数	

备注：接诊量=社区陪同离开+自行离开+住院人数+隔离点人数+现留观。

发热门诊工作量统计日报表

日期	普通采样数	核酸样本数			看诊人数			住院	输液	留观	门诊核酸样本数	
		总数	本院	其他	总数	本院	其他				普通采样数	核酸样本数

第三节　留观患者相关表单

发热门诊留观室护理记录单

姓名：______ 性别：__ 年龄：____ 岁　门诊号：______　　__号留观室

入室日期：　　初步诊断：　　　收治医生：　　　患者联系电话：

新冠肺炎排查情况

患者核酸：☐ 阴性　☐ 阳性　☐其他____________

抗体：☐ 阴性　☐ 阳性　☐其他　______________

CT：☐正常　☐异常__________________________

特殊检查或治疗：☐无　☐有______________________________________

诊疗计划：☐回家　☐入院____

家属核酸：☐阴性　☐阳性　☐其他____________

抗体：☐阴性　☐阳性　☐其他　______________

CT：☐正常　☐异常__________________________

基本情况

意识状态：☐清楚　☐嗜睡　☐模糊　☐昏睡　☐昏迷

生命体征：☐正常　☐异常____

体　　位：☐主动　☐被动　☐被迫

饮　　食：☐普食　☐流质　☐半流质　☐禁食　☐鼻饲

☐治疗饮食________________________

排　　泄：☐正常　☐异常____　☐造瘘 ____

生活自理能力：□无需依赖　□轻度依赖　□重度依赖

疼痛评估：评分：______分　　　部位：________________

心理状况：□正常　□异常____________________________________

既 往 史：□过敏史______　□传染病史 ______　□基础疾病______

□特殊用药_________

其他____

护理风险

跌倒/坠床风险：□无　□有　　　　　压疮风险：□无　□有

管道类型______　　　　　　　　　　管道风险：□无　□有

其他意外事件风险：□无　　□有（ □自杀　□走失　　□烫伤 ）

潜在风险（疾病或手术并发症、用药副作用、高风险人群等）

病情观察要点								
时间	意识	T	HR	RR	BP	SPO_2	病情观察及处理	签名

发热门诊留观室患者护理记录单书写说明如下：

总原则：观察患者病情变化，及时做好记录，能体现护理专科性和个性化。要求客观、真实、准确、及时、完整，简明扼要，清晰动态，不重复记录。

1. 护理记录单书写频次。

（1）病情稳定患者每班至少记录两次（接班后、交班前）。

（2）病情危重患者每2小时记录一次（心电监护患者每2小时测量一次生命体征），病情变化患者随时记录，抢救记录及时补齐。

（3）进行任何处置或者用药及时记录。

（4）体温≥39℃或者给予患者药物或者物理降温后，半小时复测体温并记录。

（5）带入各种管道、造口、压疮等患者在“病情观察及处置”处至少每班描述一次，如导管引流液颜色、形状、量，皮肤情况等。

（6）“新冠肺炎排查情况”按患者实际检查情况填写（本院两周内检查结果），包括外院CT（三周内）检查结果。

（7）饮食情况根据患者实际病情填写。

（8）既往史里特殊用药针对患者基础疾病（高血压、糖尿病、心脏病、神经系统疾病）；其他栏填写如骨折、偏瘫等情况。

（9）疼痛评分（0~10分）：

0级：（无疼痛）0分；

1级：（轻度疼痛）1~3分，平卧时无疼痛，翻身咳嗽时有轻度疼痛，但可以忍受，睡眠不受影响；

2级：（中度疼痛）4~6分，静卧时痛，翻身咳嗽时加剧，不能忍受，睡眠受干扰，要求用镇痛药；

3级：（重度疼痛）7~10分，静卧时疼痛剧烈，不能忍受，睡眠严重受干扰，需要用镇痛药。

（10）患者转归：住院、回家或转急诊科及时记录转出时间。

留观室患者转入转出登记表

序号	日期	留观室号	姓名	性别	年龄	门诊号	诊断	患者电话	联系人电话	入室时间	转出时间	留观时长	去向

发热门诊留观患者院内转运知情同意书

<table>
<tr><td>患者姓名</td><td></td><td>性别</td><td></td><td>年龄</td><td></td><td>入院诊断</td><td></td></tr>
<tr><td>电话确认</td><td colspan="2">确认者</td><td></td><td colspan="2">科室/部门</td><td colspan="2"></td></tr>
<tr><td>陪检陪送</td><td colspan="2">□医生</td><td>□护士</td><td colspan="2">□护工</td><td colspan="2">□其他</td></tr>
</table>

由于病情需要，需转运至目标科室/部门，完善相关检查，以及进行专科治疗或急诊手术治疗。病人在搬运、转运途中可能出现的情况：

1. 因病情危重可能会在途中出现血压下降，低氧血症，心跳、呼吸骤停，甚至死亡；

2. 转运途中若出现病情加重，发生心跳、呼吸骤停等并发症或者呕吐窒息等意外，随行医护人员会尽全力抢救，但由于病情本身原因或转运途中条件所限，亦可能无法挽救患者生命；

3. 转运途中若出现突发危重情况，随行医护人员可根据就近原则选择继续转运至目标科室/部门或转至急救中心救治；

4. 转运途中因特殊情况，如颠簸等，可能会使病情加重；

5. 转运途中因院内恶劣天气、交通堵塞、转运床故障、救护车故障等，会延长转运时间；

6. 转运途中有可能发生交通事故，造成病人病情加重或死亡；

7. 其他：____________________

医生已就患者的病情及与转运有关的情况向我们作了详细交代，签字患者及家属或关系人已明白上述转运风险和后果，□同意　□拒绝　对病人进行转运，并承担相应的风险及不良后果。

患者签名：______________

患者家属或法定代理人签名：__________　签字人与患者关系：__________

辅助检查及医疗文件接收签名：__________　签字人与患者关系：__________

患者关系人签名：______________

医疗机构负责人或授权人签名：______________

谈话医生：	谈话日期及时间：

发热门诊留观患者院内转接交接单

<table>
<tr><td rowspan="15">转运前准备确认</td><td colspan="9">电话确认转运目标科室：　　　　目标科室电话接收者：</td></tr>
<tr><td colspan="2">仪器设备</td><td>□心电监护仪</td><td>□微量泵</td><td>□其他</td><td colspan="4"></td></tr>
<tr><td rowspan="3">管道评估</td><td>人工气道</td><td colspan="4">□气管切开　□气管插管</td><td colspan="3">□其他</td></tr>
<tr><td>静脉通路</td><td>□套管针　条</td><td>□中心静脉　cm</td><td>□PICC　cm</td><td>□输液港</td><td>□其他</td><td colspan="2">□静脉通道在位通畅</td></tr>
<tr><td>各种引流管</td><td>□胸管　cm，在位通畅</td><td>□脑室引流管　cm，在位通畅</td><td>□腹腔引流管　cm，在位通畅</td><td>□造瘘管　cm，在位通畅</td><td>□胃管　cm，在位通畅</td><td colspan="2">□尿管：夹闭，在位通畅</td></tr>
<tr><td colspan="2" rowspan="3">使用中的药物</td><td colspan="7">□微量泵 1：药物　　总量　ml　走速　ml/h</td></tr>
<tr><td colspan="7">□微量泵 2：药物　　总量　ml　走速　ml/h</td></tr>
<tr><td colspan="7">□备用药物（临时备用医嘱）</td></tr>
<tr><td colspan="2" rowspan="3">氧气疗法</td><td>□鼻导管</td><td>□普通面罩</td><td>□储氧袋面罩</td><td>□简易呼吸器</td><td colspan="3">□氧枕</td></tr>
<tr><td colspan="7">□检查面罩性能完好</td></tr>
<tr><td colspan="7">□氧气瓶检查：存量充足，氧量　L</td></tr>
<tr><td colspan="2" rowspan="2">辅助检查及医疗文件</td><td>□病历</td><td>□CT　□X 线</td><td>□心电图</td><td>□入院证</td><td colspan="3">接收者签名：</td></tr>
<tr><td colspan="5">□床边检验：□血常规　□新冠抗体　□核酸　□血气分析</td><td colspan="2">□其他检查</td></tr>
<tr><td colspan="2" rowspan="2" style="display:none"></td></tr>
<tr><td colspan="2" style="display:none"></td></tr>
<tr><td rowspan="2">交接确认</td><td colspan="2">时间</td><td>意识</td><td>T（℃）</td><td>HR（bpm）</td><td>NBP（mmHg）</td><td>RR（bpm）</td><td>SPO$_2$</td><td>签名</td></tr>
<tr><td colspan="2">出科时</td><td></td><td></td><td></td><td></td><td></td><td></td><td></td></tr>
<tr><td colspan="10">转运过程中发生的问题（请于转运完成后填写）：
□无　□有，请继续勾选以下项目，并提出通报：□呼吸停止 □心跳停止 □跌倒/坠床　□管路滑脱 □其他</td></tr>
</table>

第四节　发热门诊耗材管理相关表单

发热门诊物品每日（月）出入库及使用登记表

类别日期																							
防护用品																							
消毒用品																							
输液用物																							
抢救用物																							
采血用物																							
其他																							

发热门诊 N95 口罩发放表

姓名	日期	个数	姓名	日期	个数	姓名	日期	个数

第五节　发热门诊院感相关表单

发热门诊院感督查表

分类	细则	日期	检查记录	改进措施
物表环境	1. 各区域物品摆放正确，污染和清洁物品无交叉放置，勿着污染隔离衣、防护服、手套到清洁区 2. 物表（地面、桌面、墙面，仪器、治疗车等）无肉眼可见污物、灰尘 3. 相应登记本按时记录签名			
空气消毒	1. 空气消毒机在消毒时间段处于运行状态，且模式处于紫外线消毒 2. 机器表面每日擦拭消毒，无可见污物 3. 紫外线灯在消毒时间处于运行状态，且达到消毒时间 4. 相应登记本按时记录签名			
效期管理	1. 无菌物品有开启日期时间责任人，无过期 2. 消毒剂现配现用，一日一配，消毒用品（碘伏、酒精等）有开启日期时间责任人，无过期，保存符合规范 3. 已开启利器盒，勿过满。 4. 治疗巾，体温表消毒水按时更换			
医疗废物	1. 医疗废物分类放置 2. 垃圾桶盖随时处于关闭状态，桶满及时通知师傅清理 3. 留观室患者离开后，做好终末消毒			

备注：所有消毒方法、频次、时间按照工作流程执行，按照以上细则每星期一次不定时检查。

发热门诊日常消毒登记表

日期	项　目					执行者	护士长
	空气	墙面	地面	物表	诊疗物品		

发热门诊终末消毒登记表

日期	床号	姓名	1000mg/L 含氯消毒剂（喷洒后密闭 1 小时）	紫外线灯室内照射（1 小时）	清理室内所有生活垃圾及床单、被套、枕套	2000mg/L 含氯消毒剂物表擦拭消毒	双签名	
			地面、桌面、墙面、天花板		（双层黄色垃圾袋扎绳鹅口结，贴上标签）		保洁人员	医务人员

第六节 其他管理工作相关表单

6S管理督查表

片区	片区职责	片区范围	责任人	签名	检查日期	问题反馈	改进效果
留观室	每周检查用物有效期、备用物品基数、仪器是否充电备用、环境是否干净整齐	观察室床单位、地面卫生间、抢救用仪器物品、备用床单被套					
留观室走廊	每周检查所有仪器、地面、大型液体、备用物品柜物表环境、数量、有效期	氧桶、输液架、吸引器、抢救车、心电图机、备用物品柜、地面					
采样室	操作台、桌椅、地面环境、物品柜、洗手液效期、数量	操作台、物品柜、地面					
登记室	电脑、桌椅物表环境、资料柜物品储备齐全	电脑、桌面、资料柜					
诊室	电脑、桌椅物表环境、资料柜物品储备齐全	电脑、桌面、资料柜					
走廊	桌椅、地面、条码打印仪器物表环境	桌椅、地面、条码打印仪器					
挂号室	电脑、桌椅、地面物表环境	电脑、桌椅、地面					
办公室	电脑、桌椅、文件柜物表环境	电脑、桌椅、文件柜、地面					

续表

片区	片区职责	片区范围	责任人	签名	检查日期	问题反馈	改进效果
一脱 二脱	桌面、地面、垃圾桶、黑板、更衣镜物表环境	桌面、地面、垃圾桶、黑板、更衣镜					
餐厅 值班室	更衣柜、桌椅、地面、墙面、床单位、微波炉、冰箱物表环境	更衣柜、桌椅、地面、墙面、床单位、微波炉、冰箱					
库房 清洁 穿衣区	鞋柜、衣柜、文件柜、桌面、地面、穿衣镜、垃圾桶、库房台面、地面物表环境	鞋柜、衣柜、文件柜、桌面、地面、穿衣镜、垃圾桶、库房台面					
核酸 采集点	桌椅、地面、消毒用具、打印机物表环境、用物储备齐全	桌椅、地面、消毒用具、打印机					

备注：1. 每班交接班时把所负责区域清理整洁干净；
2. 护士长及6S管理员每月随机抽查一次；
3. 如若相关问题同一人出现3次，纳入绩效考核；
4. 每月15日所有人机体一起参与6S大整理（上下夜班除外）；
5. 分管区域一季度一换，责任人需每周检查整理一次；
6. 科室是我家，人人爱护它。

6S管理人员分工表

姓名	6S区域（1—3月）	6S区域（4—6月）	6S区域（7—9月）	6S区域（10—12月）
	留观室	留观室、留观室走廊	采样室	登记室
	留观室、留观室走廊	采样室	登记室	诊室
	采样室	登记室	诊室	走廊
	登记室	诊室	走廊	挂号室
	诊室	走廊	挂号室	办公室
	走廊	挂号室	办公室	一脱、二脱
	挂号室	办公室	一脱、二脱	餐厅、值班室
	办公室	一脱、二脱	餐厅、值班室	库房、清洁穿衣区
	一脱、二脱	餐厅、值班室	库房、清洁穿衣区	核酸采集点
	餐厅、值班室	库房、清洁穿衣区	核酸采集点	留观室
	库房、清洁穿衣区	核酸采集点	留观室	留观室、留观室走廊
	核酸采集点	留观室	留观室、留观室走廊	采样室

医务及后勤人员体温监测表

日期 / 姓名														

发热门诊绿色通道确认单

发起部门（必填）：　　　　　　　　发起部门经办人签字确认（必填）：

时 间：	患者姓名：	门诊卡号：
患者来源：	联系人：	联系电话：
初步诊断：	接诊医生：	接诊护士：
办理无费入院：　是　否	病人转归：	住院号：
发热门诊护士签名：	发热门诊医生签名：	

记账项目	检查部位	记账金额（必填）	发热门诊工作人员签字及备注（必填）
挂号费			
CT			
治疗费用			
药　费			
其　他			
记账金额合计：			

说明：

1. 此确认单必须与发热门诊印签同时使用方能生效；

2. 门诊、急诊收费处见此确认单后均应免费先行开通发热门诊“绿色通道”记账流程，且收回确认单作报表附件；

3. 此确认单必须由发热门诊工作人员使用，不得交与患者或家属自行使用。

第七节 发热门诊专科操作考核标准

发热门诊穿脱防护用品考核标准

科室＿＿＿＿＿＿ 日期＿＿＿＿＿ 姓名＿＿＿＿＿＿ 成绩＿＿＿＿

项目	项目分值	操作要点	扣分细则	实扣分	备注
用物、个人准备	3	1. 准备用物（速干手消毒液、一次性帽子、医用防护口罩、防护服、手套、护目镜/防护面罩、靴套、鞋套） 2. （口述）长发需盘好头发，检查指甲（必要时修剪指甲），所有防护用品包装完整、在有效期内	缺少一件 -1 未检查有效期（醇类手消液30天） -1 未口述 -1		
手卫生	7	1. 按七步洗手法进行手卫生 2. 搓揉时间大于15秒，应注意清洗双手所有的皮肤，包括指背、指尖、指缝	方法不正确 -1 搓揉时间少于15秒 -1 漏洗一步 -1		
戴医用防护口罩	5	1. 左手穿过两带托住口罩检查口罩系带是否牢固 2. 罩住口、鼻及下巴，鼻夹部向上紧贴面部 3. 右手将下方系带拉过头顶，放在颈后耳朵下方 4. 将上方系带拉至头顶中部，戴好后调整系带 5. 双手指尖放于金属鼻夹处，根据鼻梁的形状塑造鼻夹，双手不接触面部任何部位 6. 双手完全盖住防护口罩，快速呼气2次，检查口罩密合性	未检查口罩系带 -1 托拿不正确 -1 佩戴顺序不正确 -1 未检查口罩密合性 -1 检查方法不正确 -1		

续表

项目	项目分值	操作要点	扣分细则	实扣分	备注
戴内层圆帽	3	将帽子由额前向脑后罩于头部，头发不外漏	方法不正确　-1 头发外露　-1 未完全拉开帽子　-1		
戴里层手套	3	检查手套有效期及气密性	未检查　-1 污染　-1		
穿鞋套	1	动作轻柔	污染　-1		
穿防护服	6	1. 选择适合型号，检查防护服有效期及完整性 2. 打开防护服，将拉链拉至合适位置 3. 先穿下衣，再穿上衣，再将防护帽戴至头部后（防护服帽子要完全盖住一次性帽子），将拉链拉上，密封拉链口	选择型号不适合　-1 未检查完整性及有效期　-1 防护服帽子未完全盖住一次性帽子　-2 污染　-2		
穿靴套	2	防护服裤筒要罩过鞋筒位置	不正确或遗漏　-2		
戴护目镜或防护面罩	4	1. 佩戴前检查有无破损、松动 2. 护目镜或防护面至于眼部或头部合适部位，调节舒适度，并检查有无戴牢	漏检查一项　-1 方法不正确　-1 未戴牢　-2		
戴外层手套	4	1. 检查手套型号、气密性及有效期 2. 戴上手套后，将防护服袖口稍拉向手掌并固定，将手套反折部分紧套于防护服袖口	漏检查一项　-1 佩戴方法不正确　-1 手套未紧套于防护服袖口　-2		
进入一脱区					
手卫生	3	按七步洗手法用速干手消毒液进行手卫生	方法不正确　-1 搓揉时间少于15秒　-1 漏洗一步　-1		

续表

项目	项目分值	操作要点	扣分细则	实扣分	备注
摘除护目镜或防护面罩	2	1. 闭眼摘下护目镜或防护面罩，置医疗性废物容器中（如可重复使用则放入固定回收容器内集中消毒） 2. 双手不要触到面部	未放入指定容器　−1 双手触到面部　−2 污染　−2		
手卫生	3	按七步洗手法用速干手消毒液进行手卫生	方法不正确　−1 搓揉时间少于 15 秒　−1 漏洗一步　−1		
脱防护服、外层手套、靴套	10	1. 松开靴套系带，解开密封胶条，拉开拉链，向上提拉帽子，使帽子脱离头部 2. 脱下袖子并连同摘除外层手套 3. 由上往下边脱边卷防护服成包裹状，污染面向里，脱防护服过程中手不能触及防护服外层面及内层的工作服，做到无二次污染 4. 将脱下的防护服、外层手套、靴套 5. 放入医疗废物桶内	顺序不正确　−2 卷防护服过程中包裹松散　−2 手触及防护服外层面或内层工作服　−2 二次污染　−2 未放入指定桶内　−2		
手卫生	3	按七步洗手法用速干手消毒液进行手卫生	方法不正确　−1 搓揉时间少于 15 秒　−1 漏洗一步　−1		
进入二脱区					
手卫生	3	进入二脱区后，再次手卫生	方法不正确　−1 搓揉时间少于 15 秒　−1 漏洗一步　−1		
脱鞋套	2	避免污染，动作轻柔	污染　−1		

续表

项目	项目分值	操作要点	扣分细则	实扣分	备注
手卫生	3	按七步洗手法用速干手消毒液进行手卫生	方法不正确　-1 搓揉时间少于15秒　-1 漏洗一步　-1		
脱内层手套	3	摘除手套，放入医疗性废物容器内	方法不正确　-1 污染　-1 未放入指定容器　-1		
手卫生	3	按七步洗手法用速干手消毒液进行手卫生	方法不正确　-1 搓揉时间少于15秒　-1 漏洗一步　-1		
脱圆帽	2	摘除帽子，丢入医疗性废物容器内	未放入指定桶内　-1		
手卫生	3	按七步洗手法用速干手消毒液进行手卫生	方法不正确　-1 搓揉时间少于15秒　-1 漏洗一步　-1		
脱医用防护口罩	4	1. 双手食指勾住（下方）颈后系带，提过头部；另一手脱上方（头中）系带，闭眼摘除口罩，将摘下的口罩投入医疗性废物容器内 2. 摘口罩时双手不触及面部，无二次污染	手法不正确　-1 双手触及面部　-1 二次污染　-2		
手卫生	3	流动水下按七步洗手法进行手卫生	方法不正确　-1 搓揉时间少于15秒　-1 洗手时间不足2分钟　-2 漏洗一步　-1		
戴医用外科口罩	5	双手指尖放于金属鼻夹处，根据鼻梁的形状塑造鼻夹，双手不接触面部任何部位。	方法不正确　-1		

续表

项目	项目分值	操作要点	扣分细则	实扣分	备注
注意事项	10	1. 操作前评估环境符合要求 2. 闭眼摘除护目镜或防护面罩及口罩 3. 严格遵守无菌操作原则 4. 全过程操作熟练、规范、符合操作原则 5. 掌握相关知识	操作过程不熟练　-2 一项内容回答不全或答错　-1		
总分	100	累计扣分：	实得分：		

发热门诊口咽拭子标本采集操作考核评分标准

	操作内容	标准分
操作目的	取患者两侧腭弓、咽后壁及扁桃体脱落细胞进行呼吸道病原体检测，为诊断和治疗提供依据。	5
评估内容	1. 操作环境宽敞明亮、通风良好，符合要求。	5
	2. 了解患者病情、口腔黏膜和咽部感染情况。	
	3. 指导患者做好采样前的准备，必要时用适量清水或生理盐水漱口。	
	4. 向患者解释，取得理解，指导患者正确配合。	
操作流程	1. 操作准备：	
	（1）用物准备：一次性采样拭子、细胞保存液、压舌板、密封袋、检验单、免洗手消毒液、一次性使用橡胶手套、记号笔。	3
	（2）患者准备：采样前 30 分钟至 1 小时内禁食，保持口腔清洁，采集前患者需用适量清水或生理盐水漱口，以清除口腔内食物残留或分泌物。	
	（3）护士准备：一次性圆帽、防护口罩、防护服、护目镜、防护面屏、双层橡胶手套、防水靴套、隔离衣。	

续表

	操作内容	标准分
操作流程	2. 操作步骤：	
	（1）核对患者信息，开放式询问，确认检验单上已填写正确身份证号及联系方式。	5
	（2）扫描检验单条码，打印回执单及标本条码，将回执单交给患者，告知取检验结果的时间及方式，将标本条码正确贴在细胞保存液试管上。	
	（3）七步洗手法手消毒，戴手套。	3
	（4）再次核对。取出一次性采样拭子用压舌板压住舌头，嘱患者正确配合采样：先深吸气，头向后仰45°，张大嘴巴，长发“啊”音，充分暴露咽喉部（嘱患者尽量不要躲闪，以免影响采样成功率），手握拭子，贴住采样部位，快速顺畅地在采样部位旋转擦拭2~3遍，以确保收集到脱落细胞。	10
	（5）正确迅速采样。在咽后壁、两侧腭咽弓、扁桃体来回旋转擦拭至少3下，动作轻柔迅速，必须有摩擦感。	
	（6）采样过程中观察患者如有不适，予以指导安抚，极度难以忍受者可暂缓采样，休息片刻后重新采样。	5
	（7）采样成功后，旋开细胞保存液盖，将拭子插入细胞保存液中，折断拭子杆，拧紧细胞保存液管盖，再次核对并询问其有无不适。	
	（8）将采集好的标本同检验单一起放于密封袋，暂存本盒内，待支助送检。	
	（9）取手套，洗手。	3
	（10）记录。	2

续表

	操作内容	标准分
	3. 操作速度： 完成时间 7 分钟以内。	
指导患者	1. 告知患者检查目的及采集方法，以取得配合。	10
	2. 嘱患者放松，适当安抚患者，心理护理。	
注意事项	1. 操作全程注意无菌原则。	15
	2. 使用配套一次性采样拭子和细胞保存液，棉签不适用。	
	3. 避免采集口腔上颚等部位的上皮细胞，确保采样部位准确，避开溃疡及黏膜破损部位，采集脱落细胞而非分泌物，以防检查结果无效或假阴性。	
	4. 拭子取出时避免接触舌、上颚、口腔侧壁、唾液、牙齿等部位。	
	5. 采集后的拭子需立即放入细胞保存液中。	
	6. 标签信息需清晰完整。	
	7. 已经开封的细胞保存液不可用。	
	8. 请保持采集管直立。	
	9. 操作过程中，注意人文关怀。	
	10. 及时送检，若无法及时送检，室温保存不超过 2 小时，否则应置于 2~8℃ 冰箱内保存，保存时间不超过 24 小时。	

发热门诊鼻咽拭子标本采集操作考核评分标准

	操作内容	标准分
操作目的	取患者两侧腭弓、咽后壁及扁桃体脱落细胞进行呼吸道病原体检测，为诊断和治疗提供依据。	5
评估内容	1. 操作环境宽敞明亮、通风良好，符合要求。	5
	2. 了解患者病情、鼻腔黏膜和咽部感染情况。	
	3. 指导患者做好采样前的准备，必要时用适量清水或生理盐水漱口。	
	4. 向患者解释，取得理解，指导患者正确配合。	
操作流程	1. 操作准备：	
	（1）用物准备：一次性采样拭子、细胞保存液、压舌板、密封袋、检验单、免洗手消毒液、一次性使用橡胶手套、记号笔、盛有生理盐水的水杯。	3
	（2）患者准备：采样前 30 分钟至 1 小时内禁食，保持口腔清洁，采集前患者需用适量清水或生理盐水漱口，以清除口腔内食物残留或分泌物。	
	（3）护士准备：一次性圆帽、防护口罩、防护服、护目镜、防护面屏、双层橡胶手套、防水靴套、隔离衣。	

续表

	操作内容	标准分
操作流程	2. 操作步骤：	
	（1）核对患者信息，开放式询问，确认检验单上已填写正确身份证号及联系方式。	5
	（2）扫描检验单条码，打印回执单及标本条码，将回执单交给患者，告知取检验结果的时间及方式，将标本条码正确贴在细胞保存液试管上。	
	（3）七步洗手法手消毒，戴手套。	3
	（4）再次核对。取出一次性采样拭子放入生理盐水中湿润，以拭子测量鼻孔到耳根的距离并以手指做标记，一手轻扶患者头部，一手将拭子以垂直鼻子的方向插入鼻孔，直至手指触及鼻子，使拭子在鼻腔内停留 15~30 秒，然后轻轻旋转 3 次，左右鼻腔各取一个，动作轻柔。	10
	（5）采样过程中观察患者如有不适，予以指导安抚，极度难以忍受者可暂缓采样，休息片刻后重新采样。	5
	（6）采样成功后，旋开细胞保存液盖，将两根拭子插入细胞保存液中，折断拭子杆，拧紧细胞保存液管盖，再次核对并询问其有无不适。	
	（7）再次核对患者信息无误后将标本、检验单一起放入密封袋。	
	（8）将密封袋放于待收取标本盒内，等待支助送检。	
	（9）取手套，洗手。	3
	（10）记录。	2

续表

	操作内容	标准分
	3. 操作速度： 完成时间 7 分钟以内。	3
指导患者	1. 告知患者检查目的及采集方法，以取得配合。	10
	2. 嘱患者放松 ，适当安抚患者，心理护理。	
注意事项	1. 操作全程注意无菌原则。	15
	2. 使用配套一次性采样拭子和细胞保存液，棉签不适用。	
	3. 手执拭子贴鼻孔进入，沿下鼻道的底部向后缓缓深入，由于鼻道呈弧形，不可用力过猛，以免发生外伤出血。	
	4. 待拭子顶端到达鼻咽腔后壁时，轻轻旋转一周（如遇反射性咳嗽，应停留片刻），旋转 3 周然后缓缓取出拭子，将拭子头浸入含 2~3mL 病毒保存液的管中。	
	5. 采集后的拭子需立即放入细胞保存液中。	
	6. 标签信息需清晰完整。	
	7. 已经开封的细胞保存液不可用。	
	8. 请保持采集管直立。	
	9. 操作过程中，注意人文关怀。	
	10. 及时送检，若无法及时送检，室温保存不超过 2 小时，否则应置于 2~8℃冰箱内保存，保存时间不超过 24 小时。	